LA ZONA DE AYUNO

DEL DR. COLBERT

LA ZONA DE AYUNO

DEL DR. COLBERT

DR. DON COLBERT

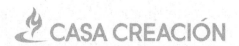 CASA CREACIÓN

La mayoría de los productos de Casa Creación están disponibles a un precio con descuento en cantidades de mayoreo para promociones de ventas, ofertas especiales, levantar fondos y atender necesidades educativas. Para más información, escriba a Casa Creación, 600 Rinehart Road, Lake Mary, Florida, 32746; o llame al teléfono (407) 333-7117 en Estados Unidos.

La zona de ayuno del Dr. Colbert por Dr. Don Colbert
Publicado por Casa Creación
Una compañía de Charisma Media
600 Rinehart Road
Lake Mary, Florida 32746
www.casacreacion.com

Traducido por: Yvette Fernández-Cortez | www.truemessage.co
Revisión de la traducción: Nancy Carrera
Diseño de la portada: Lisa Rae McClure
Director de Diseño: Justin Evans

Originally published in the U.S.A. under the title: *Dr. Colbert's Fasting Zone*
Published by Charisma House, a Charisma Media Company, Lake Mary, FL 32746 USA
Copyright © 2020
All rights reserved

Visite la página web del autor: drcolbert.com

Copyright © 2020 por Casa Creación
Todos los derechos reservados

Library of Congress Control Number: 2019954307
ISBN: 978-1-62999-305-8
E-book ISBN: 978-1-62999-306-5

Este libro contiene las opiniones e ideas de su autor. Fue escrito solamente con fines informativos y educativos, por lo cual no se debe considerar como sustituto de un tratamiento médico profesional. La naturaleza de la condición de la salud de su cuerpo es compleja y única. Asimismo, el rango de los niveles hormonales optimizados puede cambiar y mejorar a medida que nuevas investigaciones y estudios salgan a la luz. Por lo tanto, usted debería consultar un profesional de la salud antes de comenzar a realizar cualquier programa de ejercicios, nutrición o de suplementos, o si tiene alguna pregunta acerca de su salud. Ni el autor ni la editorial deberán ser considerados responsables por cualquier pérdida o daño que presuntamente haya surgido a raíz de cualquier información o sugerencia en este libro.

Las personas y los nombres en este libro fueron creados por el autor a partir de su experiencia como médico. Los nombres y los detalles de sus historias han sido cambiados, y cualquier similitud entre los nombres e historias descritos en este libro y los individuos conocidos por los lectores son pura coincidencia.

Las declaraciones en este libro acerca de productos de consumo o alimentos no han sido evaluadas por la Administración de Alimentos y Medicamentos estadounidense (FDA, por sus siglas en inglés). Las recetas en este libro se deben seguir exactamente como están escritas. La casa editorial no es responsable por su salud en particular o necesidades alérgicas que quizá requieran de supervisión médica. La casa editorial no es responsable por ninguna reacción adversa como consecuencia del consumo de alimentos o productos que hayan sido sugeridos en este libro.

Nota del autor: Por años, les he dicho a las parejas que no se divorcien hasta que ambos controlen, equilibren y optimicen sus hormonas. ¡Cada consejero matrimonial, consejero de familia, psicólogo y pastor debería saberlo! He visto cientos de matrimonios restaurados después de que ambos equilibraran sus niveles de testosterona. Por supuesto, esto no se limita a las relaciones sexuales; también tiene que ver con la vida, el matrimonio, la familia, la diversión, la salud y cumplir el propósito por el que fuimos creados. ¿Cómo podemos glorificar y honrar a Dios cuando nuestras vidas se están desmoronando? Desde luego, los niveles hormonales no son la respuesta para todo, pero sí desempeñan una parte importante en cada área de la vida, especialmente en su matrimonio.

Aunque el autor hizo todo lo posible por proveer teléfonos y páginas de internet correctas al momento de la publicación de este libro, ni la editorial ni el autor se responsabilizan por errores o cambios que puedan surgir luego de haberse publicado. Además, la editorial no tiene control ni asume responsabilidad alguna por páginas web y su contenido de ya sea el autor o terceros.

Impreso en los Estados Unidos de América

20 21 22 23 24 * 5 4 3 2 1

"Toda enfermedad empieza en el estómago".

—Hipócrates, Padre de la medicina moderna

TABLA DE CONTENIDO

INTRODUCCIÓN

EL AYUNO HA existido desde el principio de los tiempos; sin embargo, solo en los últimos veinte o treinta años hemos llegado a un mejor entendimiento (gracias a la tecnología y a los avances médicos) de cuán beneficioso puede ser.

Incluso hoy día, estamos aprendiendo más sobre el impacto positivo que el ayuno puede tener en el cuerpo, tanto enteramente como en partes específicas, órganos específicos y hasta en células específicas.

¡Los resultados podrían sorprenderlo!

Ayunar es abstenerse de alimentos—parcial o completamente—durante un periodo de tiempo. El ayuno tiene beneficios inmediatos (mental, física, emocional y espiritualmente) en su cuerpo, incluyendo los siguientes:

- ¡Usted tiene generalmente más energía! La pereza y la apatía ya no le impiden hacer ejercicio.

- ¡Los antojos están mayormente bajo control! El deseo por cosas dulces y los carbohidratos que llevan al peso extra es común, pero el ayuno pone usualmente esos antojos bajo un mejor control.

- ¡Muchas veces, pierde peso! Un resultado directo de no comer significa que su cuerpo empieza a quemar grasa en lugar de azúcar, y usted generalmente pierde peso.

- ¡Las emociones están generalmente controladas! El enojo y la ira que podrían provocarle histeria en medio del tráfico o podrían hacerle decir cosas hirientes a sus seres queridos pueden ser minimizadas por el ayuno.[1]

- ¡Su salud mejora! Desde la cabeza hasta los pies, la salud general de su cuerpo recibe un estímulo como resultado del proceso de desintoxicación y ayuno.

- ¡Usted tiene el control! La soledad, la ansiedad, la depresión y el duelo tienen menos poder para disparar su búsqueda de consuelo en los alimentos azucarados y almidonados.

- ¡A su cerebro le encanta! El ayuno ofrece mayor concentración mental, atención y memoria.

- ¡Su estómago está feliz! Muchas enfermedades y síntomas emergen de un estómago descontento, y el ayuno mejor su salud estomacal significativamente.[2] Y si su estómago está feliz, ¡este lo hará literalmente feliz a usted!

- ¡Su hígado generalmente puede desintoxicar con más eficiencia!

Pero muchos beneficios más provienen de ayunar y de hacer del ayuno parte de su estilo de vida. A lo largo de los años, he tenido miles de pacientes aplicando el ayuno a su régimen, y el listado de los beneficios de salud que ellos experimentaron como resultado podría llenar volúmenes de libros.

Algunas enfermedades se detienen de inmediato por el ayuno. Lo he visto muchas veces.

Por ejemplo: los pacientes con diabetes tipo 2 y prediabetes obtienen resultados extraordinarios del ayuno. Ellos también cambian su dieta, ejercicio y toman algunos suplementos, pero al ayuno juega una parte importante en ayudar a que su cuerpo sane. Eso es solo un ejemplo. Tengo innumerables historias que podría contar.

Dependiendo de sus objetivos de salud o de sus necesidades de salud, ayunar podría ser específicamente efectivo. Realmente depende de dónde está, qué necesita y hacia dónde se dirige.

Más adelante en este libro, incluyo un programa de desintoxicación por ayuno de veintiún días. Esto es ideal para ayudar a su hígado, limpiando y desintoxicando su cuerpo y dándole un descanso a su sistema digestivo que le beneficiará a usted en los años venideros.

Para facilitar el proceso, cada uno de los veintiún días de desintoxicación trae lineamientos dietéticos y estímulo para los aspectos físicos de su ayuno. Esto será siempre tiempo bien invertido.

Otros están considerando el ayuno como un medio para perder peso. ¡Ciertamente puede ayudar! He tenido muchos pacientes que usan el ayuno para sacar a su cuerpo del estancamiento en el que se encuentra. Ellos ya han dado pasos para perder peso y han tenido algún éxito, pero a veces, nuestro cuerpo se estabiliza y parece estar atascado en un peso determinado. Ya sea un ayuno de todo el día o un ayuno intermitente es poderoso y puede darle a su cuerpo el empuje que necesita para disparar su metabolismo quemagrasa a un nuevo nivel.

Muchos pacientes usan el ayuno para su necesidades médicas específicas. Tienen síntomas de enfermedad o padecimientos y no quieren tomar medicamentos, aunque eso sea lo que toda nuestra sociedad hace para "reparar" la mayoría de los problemas de salud. Tristemente, enmascarar un problema empeorará generalmente las cosas.

La única manera para reparar verdaderamente cualquier reto de la salud, es arreglar la raíz de la causa. Cualquier otra cosa resultará generalmente en un daño mayor y, con el tiempo, en problemas de salud de largo plazo, ¡y nadie quiere eso!

Cada paciente es distinto, pero el ayuno tiene una manera de ayudar a muchísimas personas y a todos sus síntomas que he llegado a verlo como una opción viable para casi todos mis pacientes. Obviamente, ayunar no cura todas las enfermedades, pero generalmente, hace mucho para ayudar a los pacientes a recuperar su salud.

Es cierto que ayunar requiere algún esfuerzo, pero su cuerpo lo vale. Requiere tiempo y energía, pero su salud lo vale. Y no cuesta mucho dinero, lo que es siempre bueno para su chequera.

Es más, ¡ayunar es fácil! No comer o retrasar la comida es fácil. No, posiblemente no sea tan divertido, pero cuando usted se arma con un plan y entiende cómo esto realmente beneficia su cuerpo, ayunar puede convertirse fácilmente en parte de su rutina normal.

Si no ha considerado el ayuno como una herramienta en su arsenal para mejorar su vida, salud y futuro, le desafío a que lo haga. Dele un segundo vistazo, especialmente si ha intentado ayunar en el pasado y ni siquiera quiere sopesarlo. Las cosas han cambiado. Hoy día, ayunar no es lo que fue alguna vez.

Dicho eso, dejemos que este libro lo guíe, enseñe y anime en la medida en que está dando los pasos para mejorar su salud. Algo bueno saldrá de ello, ¡siempre pasa!

Cada paciente es distinto, pero el ayuno tiene una manera de ayudar a muchísimas personas y a todos sus síntomas que he llegado a verlo como una opción viable para casi todos mis pacientes. Obviamente, ayunar no cura todas las enfermedades, pero generalmente, hace mucho para ayudar a los pacientes a recuperar su salud.

Es cierto que ayunar requiere algún esfuerzo, pero su cuerpo lo vale. Requiere tiempo y energía, pero su salud lo vale. Y no cuesta mucho dinero, lo que es siempre bueno para su chequera.

Es más, ¡ayunar es fácil! No comer o retrasar la comida es fácil. No, posiblemente no sea tan divertido, pero cuando usted se arma con un plan y entiende cómo esto realmente beneficia su cuerpo, ayunar puede convertirse fácilmente en parte de su rutina normal.

Si no ha considerado el ayuno como una herramienta en su arsenal para mejorar su vida, salud y futuro, le desafío a que lo haga. Dele un segundo vistazo, especialmente si ha intentado ayunar en el pasado y ni siquiera quiere sopesarlo. Las cosas han cambiado. Hoy día, ayunar no es lo que fue alguna vez.

Dicho eso, dejemos que este libro lo guíe, enseñe y anime en la medida en que está dando los pasos para mejorar su salud. Algo bueno saldrá de ello, ¡siempre pasa!

CAPÍTULO 1

LOS MUCHOS BENEFICIOS DEL AYUNO

OMO MÉDICO, HE podido ver de cerca los diferentes métodos populares de ayuno. Algunos son buenos, mientras que otros son extremadamente peligrosos.

El ayuno es frecuentemente visto como no ingerir nada. Técnicamente hablando, esto es cierto; sin embargo, no es el tipo de ayuno que yo sugiero para la desintoxicación. Yo considero el ayuno total—no comer ni beber nada—como algo muy peligroso. Su cuerpo debe recibir al menos dos o tres litros de agua al día para sustentar su vida, pues uno, sin agua, puede vivir solamente unos pocos días.[1]

Aunque hay muchas maneras de ayunar, el tipo de ayuno que producirá los beneficios de salud óptimos descritos en este libro es el ayuno parcial. Este tipo de ayuno provee beneficios fantásticos de salud. Por ejemplo:

- Ayunar le da descanso reconstituyente a su tracto digestivo.

- Ayunar ayuda a los procesos de sanidad del cuerpo diseñados para funcionar automáticamente al darles la oportunidad de descansar de otras actividades.

- Este descanso de "digerir como siempre" le permite, a la vez, a su hígado sobrecargado ponerse al día con su tarea de desintoxicación.[2]

- A través del ayuno, su sangre y su sistema linfático también se purifica de la acumulación tóxica.

- Ayunar les permite a sus otros órganos digestivos, incluyendo al estómago, el páncreas, los intestinos y la vesícula biliar, un descanso muy merecido, que le provee a sus células tiempo para sanar, repararse y fortalecerse.[3]

Ayunar es una manera poderosa y natural para aliviar su cuerpo de la carga de la toxicidad excesiva y, además, es una manera segura para sanar y prevenir enfermedades degenerativas.[4] Tal como puede ver, por el listado anterior, la forma principal en que el ayuno permite que su cuerpo sane es dándole un descanso.

El principio del descanso

Al igual que con todo lo que tiene vida, usted necesita descansar. Dormir no es el único tipo de descanso que usted necesita. Su sistema digestivo y los demás órganos también necesitan descansar de su trabajo.

Este entendimiento de la necesidad humana por el descanso no es nuevo para el género humano. Dios le presentó el principio de un descanso sabático en su antigua nación judía. Es uno de los Diez Mandamientos (Éxodo 20:8). Israel recibe instrucciones específicas relacionadas a este mandamiento divino para trabajar seis días y descansar el séptimo día de cada semana.

Este principio de descanso también era importante para su sistema agrícola. A los israelitas se les ordenó permitir que sus campos permanecieran inactivos cada séptimo año a fin de darle a la tierra el descanso necesario para reestablecer su contenido mineral y de nutrientes. (Vea Levítico 25:1-7).

Hoy, un número decreciente de granjeros modernos están siguiendo esta principio agrícola bíblico de dejar descansar la tierra.[5] Como resultado, han mermado las reservas de los suelos de algunos de los minerales y otros nutrientes que nuestro cuerpo necesita para estar saludable. Y los fertilizantes químicos no logran darnos el contenido abundante de minerales de un suelo sano.[6]

Es interesante mencionar que, en el reino animal, procurar descanso y abstenerse de alimento es un hábito natural, especialmente cuando el animal está enfermo o herido. Un animal enfermo se rehúsa a comer y encuentra un lugar para descansar donde pueda tomar agua y estar a salvo. Algunos animales invernan, descansando durante una época completa sin comer.

El descanso también es un principio poderoso de sanidad para el cuerpo y la mente humana. Cada noche, mientras duerme, usted le está proveyendo un descanso renovador a su mente y a su cuerpo, lo que ayuda a la salud tremendamente. Privarse del sueño es conocido comúnmente como una forma de tortura, enfatizando en el hecho de nuestra necesidad innata de descansar.

Ayunar puede ser considerado un descanso interno para el cuerpo, permitiéndole a este que restaure la resistencia y energía en los órganos vitales por medio de activar el maravilloso sistema de autolimpieza con el que fue diseñado.

EL SISTEMA NATURAL DE DESINTOXICACIÓN DE SU CUERPO

Para ayudar a convencerlo de los beneficios potencialmente sanadores del ayuno, permítame explicar brevemente el maravilloso sistema natural de desintoxicación que Dios diseñó para su cuerpo. El entendimiento apropiado del poder sanador innato que reside en su cuerpo le ayudará a apreciar los beneficios fenomenales del ayuno.

El órgano del cuerpo que más trabaja es el hígado. Pesa aproximadamente tres libras, también es el órgano más grande dentro del cuerpo, casi del tamaño de un balón de futbol americano. Está diseñado para llevar a cabo quinientas funciones para la salud del cuerpo. Veamos varias de ellas:

- Filtrar la sangre y remover toxinas como virus, bacterias y levaduras

- Almacenar vitaminas, minerales y carbohidratos

- Procesar grasas proteínas y carbohidratos

- Producir bilis para descomponer grasas para que sean digeridas

- Descomponer y desintoxicar el cuerpo de hormonas, químicos, toxinas y desperdicio metabólico

En tan solo un minuto, su hígado puede filtrar aproximadamente 1.5 litros de los cuatro a seis litros de sangre que contiene su cuerpo. Para apreciar la magnitud de este proceso, uno podría comparar a su hígado con el filtro de una piscina. El filtro necesita limpiar la mitad del agua de la piscina cada minuto para estar a la misma medida de lo que su hígado puede hacer. ¡Qué filtro tan increíblemente poderoso es su hígado! Si trabaja eficientemente, puede filtrar la mayoría de las bacterias y otras toxinas en su sangre antes de enviar la sangre limpia de vuelta a la circulación.

Cada día, su hígado produce cerca de una pinta de bilis, lo que ayuda a digerir grasas dietéticas, descomponiéndolas en una forma que puedan ser usadas como combustible para el cuerpo. La bilis también funciona para eliminar las toxinas de su cuerpo, expulsándolas a través de su colon. Vea una discusión más completa de estas funciones de desintoxicación importantes de su hígado, por favor, lea mi libro *Libérese de las toxinas*.[7] Desafortunadamente, cuando este filtro natural se satura de toxinas, no puede funcionar bien; de la misma manera en que el filtro de aire de su vehículo, cuando está sucio, ya no puede remover la suciedad del ambiente. Su hígado podría sobrecargarse de toxinas provenientes de la comida y del agua; de las alergias alimenticias; de bacterias y otros microorganismos; de toxinas en el aire, el hogar o el lugar de trabajo; y de los radicales libres producidos internamente en el hígado por el proceso de desintoxicación en sí.[8] Al igual que el polvo y la tierra puede acumularse en su filtro de aire, estas toxinas obligan al hígado a trabajar muy duro; con el tiempo, este podría no funcionar eficientemente. Por eso, ayunar se vuelve importante para dejar que el hígado descanse y se ponga al día con sus tareas de limpieza.

Algunas señales de la toxicidad del hígado incluyen las siguientes:

- Piel pálida y amarillenta
- Lengua blanquecina
- Mal aliento
- Erupciones en la piel
- Pobre tonalidad de la piel
- Sabor amargo o alterado en su boca
- Círculos oscuros bajo sus ojos
- Decoloración amarillenta de los ojos
- Olor corporal
- Picazón en la piel

Un hígado sano es vital para su salud en general. Usted debe hacer todo lo que pueda para mantener a este campeón pugilista sano y funcionando en su máxima eficiencia. Ayunar es una manera maravillosa para mejorar la eficiencia de su sistema de desintoxicación. Los primeros veintiún días de mi programa de ayuno, que se presenta en el capítulo 7, están diseñados para proveerle un programa nutricional para apoyar y fortalecer su hígado.

Restaurar la salud del tracto gastrointestinal

¿Alguna vez ha trabajado en una computadora sobrecargada de archivos, programas y cosas innecesarias? Si lo ha hecho, usted se da cuenta de que como resultado de la sobrecarga, su computadora funciona cada vez más lentamente, quizá finalmente, muriendo y negándose a trabajar del todo. Su tracto gastrointestinal puede sufrir un cierre parcial de manera similar como resultado de la sobrecarga de demasiada comida chatarra.

Cuando la gente come de más consistentemente o consume una cantidad inadecuada de fibra está poniendo una presión enorme en su tracto gastrointestinal. Lo que es peor, muchos comen en exceso tarde en la noche, lo que no permite que el tracto gastrointestinal descanse incluso cuando se van a dormir; este todavía está digiriendo toda esa "comida". Idealmente, uno debería ayunar por lo menos doce horas cada noche, o no comer nada después de la cena hasta el desayuno de la mañana siguiente.

El intestino delgado ha sido diseñado para varias funciones importantes para mantener su salud:

- Funciona como un órgano de digestión y absorción de nutrientes para alimentar el nivel de energía de su cuerpo.

- Se convierte en una barrera protectora para que impedir que su cuerpo absorba materiales tóxicos y otros materiales no deseables, tal como moléculas grandes de alimentos no digeridos.[9]

- Permite la absorción inmediata de los nutrientes necesarios, tales como triglicéridos provenientes de la digestión de gradas, azúcares provenientes de la digestión de carbohidratos, aminoácidos, dipéptidos y tripéptidos provenientes de la digestión de proteínas, todos los componentes vitales necesarios para garantizar su salud.

LOS BENEFICIOS FÍSICOS DEL AYUNO

En el próximo capítulo, discutiremos las enfermedades físicas específicas que generalmente pueden revertirse o prevenirse a través de ayunar con regularidad; sin embargo, a continuación están algunos de los beneficios generales que su cuerpo disfrutará.

Energía creciente y claridad mental

Un beneficio maravilloso de limpiar el cuerpo a través del ayuno adecuado es el aumento en los niveles de energía. Las toxinas celulares y los radicales libres afectan a la mitocondria (la fábrica de energía en cada célula), impidiéndoles producir energía de manera efectiva.[10] Como resultado, uno podría sufrir fatiga, irritabilidad y apatía. Pero cuando uno ayuna, les permite a sus células eliminar muchas toxinas y deja que su mitocondria se repare para que puedan volver a producir la energía que uno necesita.[11] Junto con la energía incrementada, muy posiblemente disfrutará de un funcionamiento mental mejorado en la medida en que su cuerpo limpia, repara y rejuvenece sus células, incluyendo las de su cerebro.[12]

Estimular su sistema inmunológico

El ayuno a corto plazo también estimulará su sistema inmunológico, lo cual evitará enfermedades y padecimiento y le dará una vida más larga y sana. Junto con una calidad de vida mejorada, usted descubrirá que el ayuno incluso le hace verse mejor. Su piel generalmente se aclarará con el tiempo, dándole el resplandor que no había visto desde su juventud.[13] El área blanca de sus ojos generalmente se volverá más blanca, incluso sus ojos hasta podrían brillar.

Restaurar el equilibro delicado de la naturaleza

Cuando los tejidos de su cuerpo son demasiado ácidos, se pierden minerales valiosos en la orina, y las células podrían volverse menos permeables, lo que significa que no pueden excretar eficazmente los desechos. En cierto sentido, sus células se constipan; estas podrían estar llenas de desechos metabólicos y no lo pueden eliminar eficientemente. En la medida en que las células se vuelven cada vez más tóxicas, la actividad de los radicales libres aumenta y la sobre-carga tóxica continúa acumulándose hasta que su cuerpo empieza a deteriorarse y suceden las enfermedades degenerativas.[14]

No obstante, el ayuno devuelve el equilibrio natural. Alcaliniza e incrementa el pH de los tejidos. Esto capacita a las células para excretar toxinas nuevamente y empieza el proceso de desintoxicar su cuerpo desde la cabeza hasta los pies.

Ayudarle a perder peso

Ayunar libera a su cuerpo, no solamente de los químicos que causan enfermedades, sino también de la grasa tóxica.[15] Si usted tiene sobrepeso e incluso si es significativamente obeso, uno de los beneficios maravillosos y saludables del ayuno parcial es que este ayuda a llevar su cuerpo al tamaño normal y sano que Dios diseñó. Un ayuno regular y sensible o un programa de desintoxicación pueden adelgazarlo muy rápidamente, y usted también experimen-tará el beneficio más importante que es reducir las áreas grasas en su cuerpo donde se acumulan generalmente toxinas y químicos peligrosos.

PRECAUCIÓN: CUÁNDO NO DEBE AYUNAR

Algunas enfermedades y otras situaciones les prohíben el ayuno a ciertos individuos. Aunque el listado a continuación no es exhaus-tivo, sí incluye algunas enfermedades principales que le impiden ayunar. Por favor, independientemente de su estado de salud, consulte a su médico antes de considerar el ayuno.

- No ayune si está embarazada o lactando.

- No ayune si está extremadamente débil o desnutrido, tal como pacientes con SIDA, anemia severa o cualquier otra condición debilitante severa.

- No ayune antes ni después de una cirugía, ya que esto podría interferir en su capacidad para sanar.

- No ayune si sufre de arritmia cardíaca o fallo cardíaco congestivo.

- No ayune si está lidiando con una enfermedad mental, incluyendo esquizofrenia, desorden bipolar, ansiedad severa, anorexia nerviosa o bulimia.

- No ayune si está tomando medicamentos antinflamatorios: aspirina, antidepresivos, narcóticos o diuréticos. (Los medicamentos como hormonas para la tiroides y terapia de reemplazo hormonal son seguros de tomar durante un ayuno. Siempre consulte a su médico antes de ayunar si está tomando cualquier tipo de medicamento).

- No ayune si está tomando prednisona. Primero necesitará desacostumbrarse de este medicamento lentamente y bajo la supervisión de un doctor. (Usted puede continuar tomando dosis bajas de medicamentos para la hipertensión durante el ayuno en tanto usted esté bajo la supervisión de un médico. Sin embargo, esto no incluye diuréticos).

Como médico, trato de ayudar a mis pacientes a desengancharse de sus medicamentos antes de supervisarles un ayuno. Si su médico no puede quitarle sus medicamentos, entonces podría ser más seguro quedarse en el ayuno de limpieza y desintoxicación detallado en el capítulo 7.

Para cualquier ayuno extendido, recomiendo que su médico le haga un chequeo o examen físico. Pídale que le haga exámenes de sangre o un electrocardiograma básico. Generalmente, yo hago un panel metabólico completo. Esto incluye pruebas de funcionamiento renal (incluyendo creatinina y nitrógeno ureico en sangre [BUN], electrolitos, pruebas de funcionamiento hepático, glucosa, colesterol y triglicéridos. Junto con el panel metabólico, también hago un conteo sanguíneo completo (CSC), análisis de orina, y un electrocardiograma. Estas pruebas deben hacerse antes del ayuno.

Durante el ayuno, podría hacer un panel metabólico completo y un análisis de orina una o dos veces a la semana si fuera necesario. Durante cada visita a la clínica, dígale a su médico si ha experimentado alguna debilidad, fatiga o mareo severo. Cuéntele a su doctor si está teniendo latidos irregulares. Si desarrolla latidos o pulso irregulares, usted debe ser evaluado por su médico y probablemente debe terminar el ayuno.

Durante un ayuno es críticamente importante asegurarse de que los niveles de potasio en sangre se mantengan dentro del rango normal. Un nivel de potasio bajo puede provocar peligrosas arritmias cardíacas y la muerte.[16] Por eso es primordial no tomar diuréticos durante un ayuno.

El ayuno de jugos, sin embargo, suple grandes cantidades de potasio en los jugos recién exprimidos; por lo tanto, es poco probable que le provoque niveles bajos de potasio en un ayuno de jugos. Es más probable que los ayunos solo de agua provoquen niveles bajos de potasio, especialmente si está tomando un medicamento diurético. Comúnmente, durante un ayuno, el nivel de ácido úrico se eleva. Esto no es de preocuparse ya que es una respuesta normal del cuerpo ante el ayuno. Sin embargo, si tiene gota, su médico necesitará monitorearlo más de cerca y deberá tomar cantidades adecuadas de agua pura y alcalina, no del grifo.

Los jóvenes menores de dieciocho años no deben llevar un ayuno de jugos estrictamente a menos que sean supervisados de cerca por un médico.

Los beneficios de comer sano

Ya sea que sus condiciones físicas le impidan ayunar o no, existen pasos que todos pueden dar para mejorar su salud intestinal y establecer un plan de alimentación sana. Yo recomiendo que, además de usar el programa de desintoxicación y ayuno presentado en este libro, haga lo siguiente:

- Evite siempre comer de más.

- Revacune el intestino con suplementos que contenga bacterias benignas: *Lactobacilos acidófilos* para el intestino delgado y *bifidobacterium* para el intestino grueso. Estas bacterias benignas también pueden ayudar a prevenir el daño al revestimiento del tracto gastrointestinal, manteniendo de este modo una permeabilidad intestinal normal. (Para suplementos recomendados, vea el apéndice A).

- Absténgase de comer en exceso antes de acostarse.

- Propóngase reducir el estrés en su vida, especialmente cuando coma, escogiendo comer en una atmósfera relajada y pacífica.

- Surta su alacena con artículos saludables, y elimine los alimentos procesados, refinados, desvitalizados y azucarados.

- Tome un buen suplemento de fibra, tal como polvo de cáscara de Psilio o fibra *Ketozone*. (Vea el apéndice A).

Ayunar y establecer planes de comer saludablemente son los dos primeros pasos para a sentirse y verse mejor que lo que ha estado en años. Sin embargo, mantener su cuerpo desintoxicado de las toxinas dañinas de nuestro mundo, usualmente tendrá que ayunar repetidamente para desintoxicar el cuerpo y alcanzar una salud vibrante.

Ayunar con regularidad es una manera sana y bíblica para limpiar su cuerpo y su alma. En el siguiente capítulo, veremos los beneficios que podemos experimentar cuando nos lanza a un estilo de vida donde la salud tiene prioridad y que incorpora ayunar regularmente.

CAPÍTULO 2

ADOPTE UN ESTILO DE VIDA DE AYUNO

ESTOY SEGURO DE que en la medida en que participe en la desintoxicación descrita en este libro, descubrirá que su cuerpo físico es un desintoxicante maravilloso y natural. No hay duda de que segará muchos beneficios durante este programa de desintoxicación. Sin embargo, *La zona de ayuno* es más que un cambio de veintiún días; es un cambio de estilo de vida.

En este mundo tóxico, se requiere más que solo un acercamiento pasivo al cuidado de la salud para que su vida sea larga, sana, activa y libre de enfermedades. Se requiere sabiduría. A lo largo de este libro, le presento la sabiduría que he adquirido como médico desde 1984. En la medida que continúe aplicando estas verdades en su futuro, cosechará la recompensa maravillosa de energía, vitalidad y salud renovadas.

El poder de una mejor salud a través de la desintoxicación le pertenece. Le animo a buscar agresivamente su buena salud al analizar cuidadosamente su dieta y estilo de vida. ¡Su futuro saludable está en sus propias manos! Mientras se prepara para este ayuno breve, de veintiún días, también necesita prepararse para un cambio de estilo de vida a largo plazo con prioridad en la salud.

Cuando empiece a pensar sobre su nuevo estilo de vida que prioriza la salud, recuerde que su cuerpo fue creado para lidiar rápida, limpia y eficientemente contra cualquier toxina con la que se pueda encontrar. En este capítulo quiero presentarle algunos de los beneficios físicos para su cuerpo al incluir periodos de ayuno regular en su estilo de vida que prioriza la salud. La acumulación excesiva de toxinas contribuye a muchas enfermedades y padecimientos físicos. Ayunar con regularidad es una forma de eliminar esas toxinas y de restaurar una mejor salud para su cuerpo.

Cuando empiece, piense en el listado de algunas de los padecimientos y enfermedades que están frecuente y directamente ligadas a la acumulación de toxinas:[1]

- Distensión abdominal
- Angina
- Asma
- Ateroesclerosis
- Eructo
- Cáncer
- Dolor crónico de espalda
- Diarrea crónica
- Estreñimiento
- Enfermedad de arteria coronaria
- Enfermedad de Crohn
- Disminución de la libido
- Depresión
- Diabetes
- Eczema, acné crónico, y otras enfermedades de la piel
- Fatiga
- Dolor muscular
- Fibromialgia
- Alergias ambientales y de alimentos
- Gases
- Dolor de cabeza
- Hipertensión
- Insomnio
- Síndrome de colon irritable

- Lupus
- Pérdida de la memoria
- Problemas menstruales
- Enfermedad mental
- Esclerosis múltiple

- Obesidad
- Psoriasis
- Artritis reumatoidea
- Colitis ulcerosa

El ayuno regular tiene beneficios sanadores sorprendentes para aquellos que sufrimos enfermedad y padecimientos. Desde los catarros y la gripe hasta las enfermedades del corazón, el ayuno regular es una clave poderosa para sanar el cuerpo. Veamos algunas formas en que el ayuno regular puede usarse para traer salud y sanidad a un cuerpo enfermo.

AYUNO PARA DIABETES TIPO 2

Si usted padece de diabetes tipo 1 o de cáncer avanzado, no debe ayunar. No obstante, ayunar es extremadamente efectivo para la mayoría de los diabéticos del tipo 2.[2] Los diabéticos de tipo 2 no deben ayunar usando frutas o vegetales que tienen un alto índice glicémico, tales como: jugo de zanahoria. En vez de eso, usted debería ayunar usando un suplemento alto en fibra. (Vea el apéndice A). También es importantísimo para los diabéticos que mantengan una dieta baja en glucosa y un programa de ejercicio aeróbico. Para más información sobre la diabetes, vea mi libro *La nueva cura bíblica para la diabetes*.[3]

Debido a que la mayoría de personas con diabetes tipo 2 también sufren de obesidad, el ayuno es una forma excelente para superar sus problemas de peso. Sin embargo, recuerde que ayunar durante mucho tiempo puede reducir la velocidad de su metabolismo y predisponerlo para ganar aún más peso. Un ayuno de jugos, corto y frecuente—aproximadamente tres días al mes—seguido por plan de alimentación sana puede poner rápida y fácilmente a la obesidad bajo control. Asegúrese de usar muchos vegetales para sus jugos en vez de utilizar principalmente frutas, de esta manera evitará tener mucha azúcar y use un suplemento alto en fibra.

Ayuno para enfermedad coronaria

Ayunar es muy efectivo para el tratamiento de enfermedades del corazón y la enfermedad vascular periférica. La enfermedad vascular periférica es sencillamente una acumulación de placa, o arterioesclerosis, generalmente en las arterias de las piernas. El ayuno periódico podría ayudar con la remoción de la placa en las arterias.[4]

Mientras ayuna, si usted tiene enfermedad de arteria coronaria o enfermedad vascular periférica significativa, notará que sus niveles de colesterol se volverán generalmente más elevados durante el ayuno.[5] Yo les digo a mis pacientes que esto sucede debido a que el cuerpo está en el proceso de destruir la placa que está formada en las arterias, de manera que no deben alarmarse.

Siempre reviso los exámenes de sangre antes de prescribir un ayuno para mis pacientes. Me siento animado cuando veo un incremento dramático en el colesterol durante el ayuno en aquellos que tienen enfermedad de arteria coronaria o enfermedad vascular periférica. Yo sé que el ayuno está funcionando y generalmente la placa se está destruyendo y desprendiendo durante el ayuno.

Ayuno para tumores benignos

Hacer un ayuno de veintiún días podría ser útil para reducir el tamaño de los tumores y quistes benignos. Estos incluyen quistes en los ovarios, cambios fibroquísticos de la mama, abscesos, quistes sebáceos y hasta fibromas uterinos. Si tiene cáncer avanzado, no debe ayunar. Sin embargo, el ayuno regular definitivamente le ayudará a prevenir el cáncer.

Ayuno para enfermedad de Crohn y colitis ulcerosa

Ayunar es generalmente muy efectivo para los pacientes, tanto con enfermedad de Crohn como colitis ulcerosa.[6] Por lo general, estas enfermedades están asociadas con el incremento de la permeabilidad intestinal, la sobrecarga tóxica del hígado, sobrecrecimiento de la *Candida albicans*, disbiosis (bacteria mala), y cuantiosas alergias y sensibilidades alimenticias.[7]

Muchos de mis pacientes con enfermedad de Crohn o con colitis ulcerosa son muy sensibles a todos los productos lácteos, a las belladonas (incluyendo chiles jalapeños, papas, tomates, paprika y berenjenas) y a los productos de trigo. En general, encuentro que estos individuos son extremadamente sensibles a muchas formas de azúcar. Por lo tanto, los azúcares simples deben ser totalmente eliminados de su dieta.

Debido a su sensibilidad al azúcar, estas personas estarían mejor con un ayuno de jugos vegetales bajos en glucosa. Sin embargo, a veces, jugos podrían agravar la condición y llevar al empeoramiento de la diarrea, y a muchos no les va bien con los suplementos de fibra.

Si usted sufre de enfermedad de Crohn o de colitis ulcerosa, cuando su ayuno termine, ingiera una dieta basada en vegetales y baja en carbohidratos. Reintroduzca lentamente una dieta baja en proteínas, principalmente basada en vegetales con bastante aceite de oliva y de aguacate a su estilo de vida con prioridad en la salud, similar al programa de veintiún días presentado en el capítulo 7. Adicionalmente, mantenga un buen diario de comida a fin de descubrir a qué alimentos es sensible, evite cualquier cosa que irrite su tracto gastrointestinal. Una alternativa es obtener un examen *Alcat* (vea el apéndice A).

Ayuno para enfermedades autoinmunes

Las enfermedades autoinmunes son sencillamente enfermedades en las que el sistema inmunológico se ataca a sí mismo. Un sistema inmunológico sano puede diferenciar entre células normales y células invasoras. No obstante, en las enfermedades autoinmunes, el sistema inmunológico se confunde y produce anticuerpos que atacan e inflaman los tejidos propios del cuerpo. Con el tiempo, puede dañar y hasta destruir el tejido.

La artritis reumatoide y el lupus son enfermedades autoinmunes que están muchas veces ligadas a una permeabilidad intestinal dañada.[8] La permeabilidad intestinal alterada también puede suceder cuando uno toma demasiados antibióticos que disminuyen la cantidad de bacterias amistosas en el intestino o si su tracto intestinal ha sido dañado por medicamentos antiinflamatorios, aspirina, o alergias o sensibilidades alimenticias.[9]

La enfermedad autoinmune puede agravarse o ser causada por mala digestión y el consumo excesivo de carnes rojas.[10] La mayoría de los estadounidenses ingiere mucha carne y otras proteínas animales. Nuestros cuerpos no están equipados para producir la cantidad de ácido clorhídrico y las enzimas digestivas necesarias para digerir tanta carne. Combine esto con la carga de estrés bajo la que vive la mayoría de nosotros, lo que reduce aún más la cantidad de jugos gástricos como el ácido clorhídrico y las enzimas pancreáticas, así que no es de sorprenderse de que tengamos una epidemia de distensión abdominal, gases e indigestión.

Ingerimos demasiada proteína para la cantidad de ácido clorhídrico y encimas digestivas que producimos. Por lo tanto, nuestro estómago e intestinos generalmente no pueden descomponer las proteínas en aminoácidos individuales tan bien como debieran. Se forman los péptidos que son proteínas no digeridas completamente, las cuales son mucho más grandes que los aminoácidos. Los péptidos pueden absorberse directamente en el flujo sanguíneo si usted tiene una permeabilidad intestinal alterada. Su cuerpo podría formar anticuerpos para atacar esas substancias extrañas. Repito, el cuerpo podría empezar a atacarse a sí mismo; si esto sucede, la inflamación ocurrirá.

Demasiada proteína, mala digestión y una permeabilidad intestinal alterada son una fórmula para las enfermedades autoinmunes, tales como artritis reumatoide y lupus. La artritis reumatoide, en particular, es rara en los países del Mediterráneo oriental donde la gente come principalmente frutas y vegetales, y consumen una gran cantidad de aceite de oliva.[11] Ya que la dieta estadounidense típica tiende a incrementar la inflamación asociada con las enfermedades autoinmunes,[12] frecuentemente se recomienda una dieta mediterránea para los pacientes con enfermedades como la artritis reumatoide y el lupus.[13]

El ayuno es una de las terapias más eficaces para tratar o prevenir las enfermedades autoinmunes,[14] mientras más temprano en el curso de la enfermedad, mejor. El ayuno de jugos es especialmente beneficioso en las enfermedades autoinmunes. No obstante, algunos médicos han tenido excelentes resultados con el ayuno de solo agua. Si usted va a ayunar, especialmente el ayuno de solo agua, por una enfermedad autoinmune, asegúrese de estar monitoreado cuidadosamente por un médico. Yo no recomiendo los ayunos de solo agua para las personas que tienen bajo peso.

Si ha estado tomando prednisona u otros esteroides, es de extrema importancia dejar lentamente estos medicamentos, bajo supervisión médica, antes de ayunar. Asegúrese de estar pendiente de los síntomas de adrenalina suprimida, los que incluyen debilidad severa y fatiga, rápido ritmo cardiaco, baja azúcar en sangre y baja presión arterial. Podría tomar meses para separarse exitosamente de estos medicamentos.

Después del ayuno, los pacientes con enfermedad autoinmune deben disminuir el consumo de toda proteína animal y evitar lácteos como parte de su estilo de vida con prioridad en la salud. También puede ser útil evitar productos de trigo y belladonas (tales como tomates, papas, chiles, paprika y berenjena). A cambio, elija ensaladas y vegetales saludables con aceite de oliva.

Ayuno para alergias y asma

El ayuno de jugos es, por lo general, extremadamente útil si usted tiene alergias o asma. Sus pulmones, así como todo su tracto respiratorio, son órganos de eliminación vitalmente importantes para remover toxinas. Ayunar con frecuencia reduce la reacción inflamatoria del cuerpo ante los irritantes y las toxinas que disparan la hiperactividad de las vías aéreas.

Las alergias, tanto las que se transmiten por aire como las relacionadas a los alimentos, de manera general mejorarán dramáticamente durante un ayuno. Los síntomas alérgicos mejoran y, a veces, desaparecen completamente.[15] Sin embargo, es importante asegurarse de que usted no sea alérgico a alguno de los jugos o alimentos que estará consumiendo. Mantenga un diario de alimentos mientras ayuna. Úselo para que le ayude a evitar cualquier cosa que pudiera disparar los síntomas alérgicos o de asma.

Ayuno para psoriasis y eczema

He descubierto que muchos de mis pacientes con psoriasis o eczema sufren de muchas sensibilidades alimenticias. Generalmente, tienen una permeabilidad intestinal incrementada y una desintoxicación hepática dañada.

Es de crítica importancia para aquellos que tienen psoriasis o eczema ayunar con jugos a los que ellos no sean alérgicos. Esto se hace mejor si se tiene una prueba de sensibilidad alimenticia (tal como la prueba *Alcat*; vea el apéndice A) o al elegir jugos que no contengan belladonas.

Si usted tiene psoriasis o eczema, posiblemente también tenga sobrecrecimiento de levaduras en su tracto intestinal. Si tiene sobre-crecimiento de levaduras, parásitos o disbiosis (bacteria mala), antes de ayunar siga una dieta para la limpieza de *cándida* durante por lo menos tres meses. Para más información sobre el incremento de *cándida* y levaduras, refiérase a mi libro *The Bible Cure for Candida and Yeast Infections*.[16]

Si ve que usted no responde bien al ayuno de jugos, puede probar un ayuno bajo en lecitina o alimentos aptos para ayuno (vea el apén-dice), lo que le ayudará a desintoxicar el hígado. Este es un ayuno excelente para personas con psoriasis, eczema, fibromialgia, fatiga crónica, migrañas, sensibilidades a múltiples químicos y enferme-dades autoinmunes; también es bueno para cualquiera que tenga dañada la capacidad de desintoxicación.[17]

El ayuno de solo agua también puede ser eficaz para la psoriasis o el eczema, pero tiene que ser monitoreado de cerca. Si usted decide optar por un ayuno de solo agua, supleméntelo con tés desintoxi-cantes tales como el de diente de león y el de cardo lechero.

Antes de iniciar cualquier ayuno por psoriasis o eczema, siga el ayuno de veintiún días para apoyo hepático que es parte de uno de mis programas de ayuno de veintiún días. Si tiene psoriasis, probablemente tenga la permeabilidad intestinal significativamente elevada, así como una carga tóxica aumentada en su hígado. Es de vital importancia reparar su tracto gastrointestinal y desintoxicar su hígado con los suplementos en el apéndice A.[18] Es extremadamente importante evitar alimentos a los que usted sea alérgico o sensible.

Los pacientes con eczema son generalmente sensibles a los lácteos y las cacahuates, así que estos alimentos deben ser eliminados. Los pacientes con psoriasis son muchas veces sensibles al trigo (gluten), a las belladonas (tomates, papas, chiles, paprika y berenjena), a la carne roja, al cerdo, a los mariscos, a los lácteos, a la soya y a las frituras. Por lo tanto, estos alimentos deben eliminarse.

Ayuno para hipertensión

¿Tiene la presión alta? Una de las mejores formas para tratar la hipertensión es hacer un ayuno de jugos. Repito, asegúrese de usar muchos vegetales para sus jugos en vez de usar solo frutas. Antes de que ayune, primero debe ver si está tomando diuréticos, y si lo está, pídale a su médico un medicamento más seguro para tomarlo durante su ayuno.

Monitoree diariamente su presión arterial durante su ayuno, y si su presión es normal o baja, su médico podría tomar la decisión de detener o disminuir el medicamento. He visto que cuando muchos pacientes ayunan y disminuyen su consumo de sal y dejan de consumir trigo y productos de maíz, su presión arterial baja generalmente entre diez y veinte puntos, a veces más. Aumente la cantidad de agua pura y alcalina (no del grifo) y beba por lo menos de uno y medio a dos litros al día. Siga las indicaciones para el ayuno de desintoxicación descrita en este libro y las instrucciones en mi libro *La nueva cura bíblica para la presión alta*.[19]

Ayuno para catarro y gripe

Cuando cae enfermo de catarro o gripe, ayune tomando mucha agua alcalina y jugos frescos bajos en azúcar, y descanse bastante. Esto le ayudará a sus sistema a expulsar materiales tóxicos a través del moco que esto crea. También, deje que su fiebre queme su infección. No se apresure a ir al médico y a tomar muchos medicamentos para detener los síntomas. Algunos de ellos son importantes para la desintoxicación.

Sin embargo, si tiene fiebre de 39 grados *Celsius* o más (102 °F), debe examinarlo un médico. Si su fiebre es mayor a 38 (101 °F), y continúa por más de unos pocos días, también debe ser examinado por un médico. En el caso de los niños, busque atención médica más pronto.

Usted puede superar muchas enfermedades infecciosas como catarros y gripe eliminando todos los productos lácteos. También elimine comidas que forman moco o que lo hacen más espeso, tales como: huevos y granos procesados, especialmente trigo y maíz.[20] Estos granos incluyen panqueques, cereales, donas, tortillas, pan blanco, galletas saladas, totopos de maíz, pretzels, *bagels*, arroz blanco, salsas espesas, pasteles y tartas. Adicionalmente, suprima el consumo de margarina, mantequilla y otros aceites hidrogenados, saturados y procesados. Además, evite dulces como caramelos, galletas, pasteles, tartas, donas y demás.

Cuando usted está enfermo, no acuda instantáneamente a los antibióticos. Los antibióticos pueden proveer ayuda poderosa cuando está muy enfermo por una infección bacteriana. Sin embargo, el uso excesivo de antibióticos ser dañino y ha creado cepas resistentes de la bacteria. Dese cuenta de que los antibióticos no tratarán los virus, los que causan la gran mayoría de infecciones.

Muchos médicos prescriben antibióticos para catarros y gripes que ni siquiera responden a los antibióticos. Si ha tenido fiebre tal como descrito antes, vaya a ver a su médico. Pero no insista en que le dé un antibiótico, a menos que él o ella lo recomiende fuertemente. Para más información, refiérase al libro *La cura bíblica para el resfriado, la gripe y la sinusitis.*[21]

Deje que el sistema inmunológico de su cuerpo sea su primera defensa contra las infecciones. El uso exagerado de antibióticos muchas veces produce el sobrecrecimiento de la levadura y la bacteria mala en el tracto intestinal, un riesgo aumentado de desarrollar permeabilidad intestinal dañada, y una carga tóxica incrementada en el hígado.[22]

Hemos considerado algunos de los resultados físicos maravillosos que podemos experimentar a través de ayunar regularmente. Ahora, vamos y echemos un vistazo a cómo nuestra vida se llena de todo tipo de toxinas externas e internas que pueden llevar a una mala salud.

CAPÍTULO 3

UN MUNDO LLENO DE TOXINAS

VIVIMOS EN UN mundo tóxico, que está cobrándole diariamente un alto precio a nuestro cuerpo, sin importar si usted lo sabe o no. Los avances tecnológicos desde la revolución industrial han resultado en químicos y contaminantes peligrosos que han llegado a nuestros ríos, tierra y aire, son toxinas que entran en nuestro cuerpo y se acumulan, provocando toxicidad y, con el tiempo, enfermedad. Todos los días estamos expuestos a muchos tipos de toxinas, y algunas se están acumulando lentamente en nuestro cuerpo.

Estas toxinas han cambiado nuestro ambiente: a nuestro alrededor, en nuestro mundo y dentro de nuestro cuerpo. Por ejemplo: en este momento todo lo siguiente es cierto:

- Prácticamente todos tienen plomo acumulado en sus huesos.[1]

- Cantidades pequeñas de DDT o de su metabolito, DDE, se hallan generalmente en sus tejidos grasos.[2]

- Los químicos en el agua del grifo son ahora un problema mayor en los Estados Unidos debido a la contaminación.[3]

- Cada año, las industrias liberan cerca de diez millones de toneladas de químicos tóxicos en el aire.[4]

- Los pesticidas han sido ligados al cáncer cerebral, cáncer de próstata, leucemia y linfoma.[5] Se les rocía sobre nuestros vegetales y están presentes en concentraciones más altas en los cortes grasos de la carne y en los productos lácteos altos en grasa, tales como las mantequillas y el queso.

ENFERMA Y TÓXICA

El plomo, un metal suave y manejable, se utiliza en materiales de construcción, baterías de vehículos, balas, esmalte para cerámica y otros productos. Debido a su uso amplio y de largo tiempo, el plomo ha afectado a todo nuestro planeta a través de la contaminación por aire. Se ha hallado en áreas remotas alrededor del mundo, desde el Casquete polar ártico hasta la Antártica.[6]

El plomo, el mercurio y otros metales y químicos que han contaminado nuestra agua, comida y aire no son biodegradables, lo que significa que no se descomponen fácilmente en formas menos dañinas. Y no es solo a nuestra tierra a la que se le dificulta descomponer estos químicos. Purificar o eliminarlos eficientemente también es difícil para nuestro cuerpo. Muchas veces nos faltan las enzimas requeridas para metabolizarlos. De este modo, estos químicos se almacenan en nuestro cuerpo. "Se ha establecido que tenemos entre quinientas y setecientas veces más plomo en nuestros huesos de lo que tuvieron nuestros ancestros".[7]

Si nuestra tierra está enferma y tóxica, entonces hay una muy buena posibilidad de que la mayoría de nosotros estará enferma y tóxica con el tiempo. Desafortunadamente, la mayoría de las veces no podemos oler, gustar, ver ni sentir una buena parte de los químicos tóxicos a los que estamos expuestos diariamente. Como resultado, se vuelve cada vez más difícil evitar la exposición. Si no limpiamos nuestro cuerpo de estos venenos, con el tiempo desarrollaremos fatiga, enfermedades crónicas degenerativas, y quizás, hasta cáncer.[8] ¿Podrían todas estas toxinas en nuestro ambiente ser las razones por las que una de cada ocho mujeres en Estados Unidos desarrolla cáncer de mama, y uno de cada nueve hombres en los Estados Unidos desarrolla cáncer de próstata?[9]

LAS TOXINAS EN NUESTRO AIRE

Parte del aire que respiramos está contaminado por las emisiones de nuestros vehículos, buses, trenes y aviones y por las emisiones de las plantas industriales, eliminación de residuos, y más. El monóxido de carbono es uno de los seis contaminantes principales que están monitoreados por la Agencia de protección ambiental de Estados Unidos (EPA, por sus siglas en inglés).[10] La mayor parte del monóxido de carbono proviene del combustible. Este gas peligroso ha sido directamente ligado a enfermedades del corazón.[11]

Metales pesados y otros contaminantes salen de las plantas que funden metales, de las refinerías y de los incineradores. El ozono a nivel del suelo es el principal infractor químico en el *smog*. Este irrita los ojos y también el tracto respiratorio. El *smog* y la contaminación del aire en algunas de nuestras ciudades principales a veces puede ser tan alto en los meses de verano que a los residentes se les advierte que eviten el ejercicio al aire libre. El aire puede volverse tan denso de químicos que, a veces, se dificulta la visibilidad.

Podemos vivir por semanas sin alimento y días sin agua, pero solamente minutos sin aire. Si el aire que inhalamos contiene *smog*, químicos, monóxido de carbono, metales pesados y otros contaminantes, y luego pasa por nuestra nariz, a nuestros pulmones y continúa hasta llegar a nuestro torrente sanguíneo, entonces con cada respiro, el corazón bombea químicos tóxicos a cada célula de nuestro cuerpo por medio del flujo sanguíneo.

LAS TOXINAS EN NUESTRA COMIDA Y NUESTRA TIERRA

Los pesticidas continúan siendo rociados sobre nuestra tierra, posteriormente llegan a nuestras reservas de alimentos, solo para almacenarse en los tejidos grasos como el cerebro, los senos y la glándula prostática. Cada año, en los Estados Unidos se rocían más de 1.1 mil millones de libras de pesticidas y herbicidas sobre los cultivos que conforman nuestra reserva alimenticia.[12] Los granjeros que trabajan de cerca con estos químicos están en un riesgo grandemente elevado de desarrollar ciertos tipos de cáncer, especialmente cáncer cerebral, cáncer de próstata, leucemia y linfoma.[13] Se sabe que algunas de estas substancias peligrosas "duran en el suelo durante un tiempo muy largo, potencialmente, durante cientos de años".[14]

El DDT es un veneno extremadamente peligroso que fue prohibido en 1972 debido a su efecto devastador en la vida silvestre al provocar múltiples anormalidades en el cascarón de muchas aves y deformidades en los órganos reproductivos de muchos otros animales. Las águilas calvas, los cóndores y los lagartos estaban entre los animales que desarrollaron deformidades, y la población de los cuales disminuyó dramáticamente.

No obstante, los residuos detectables de DDE, un derivado del DDT, continúan presentes en la mayor parte del pueblo estadounidense.[15]

Los pesticidas han sido relacionados con un conteo menor de espermas en los hombres y cantidades más altas de xenoestrógenos en las mujeres.[16] El xenoestrógeno es una falsificación química de estrógeno que engaña al cuerpo para que lo acepte como estrógeno genuino. Este estrógeno altera la señal y la función del estrógeno producido por los ovarios.[17] Cuando aumenta el estrógeno, las hormonas de la mujer pueden volverse severamente desequilibradas, llevando al síndrome premenstrual (PMS), senos fibroquísticos y, potencialmente, endometriosis. Incluso, puede tener un efecto estimulante en el cáncer de seno y el cáncer de endometrio.[18]

Sin duda, usted ha tratado de lavar una manzana roja y brillante o un pepino verde oscuro solo para descubrir que estaba cubierto con una capa de cera delgada que era casi imposible de quitar. Los productores hacen esto a propósito. La cera hace que los productos agrícolas conserven el agua que los mantiene hidratados y hace que la fruta o vegetal se vea brillante, resplandeciente y saludable.

Sin embargo, las ceras contienen fungicidas poderosos que han sido añadidos para evitar que la comida se arruine, y estos podrían dejar pesticidas atrapados dentro de los productos agrícolas.[19] Si quiere mantenerse sano, quite estas ceras o compre productos agrícolas orgánicos que no estén tratados con ceras.

Debido a que los pesticidas se encuentran generalmente en los alimentos para animales, nuestro suministro de carne también termina contaminado con pesticidas. Los pesticidas químicos se acumulan en los tejidos grasos de los animales que ingerimos.[20] Cuando comemos un pedazo de bistec con grasa, una hamburguesa con grasa, salchichas, tocino, mantequilla y crema, estamos ingiriendo aún más residuos de pesticidas. Nuestro cuerpo está diseñado para eliminar las toxinas que comemos. Sin embargo, cuando los pesticidas no se descomponen y se eliminan del cuerpo, generalmente se almacenan en sus tejidos grasos.

El cuerpo absorbe fácilmente los pesticidas a través de la piel por contacto directo; a través de los pulmones, al inhalarlos, y a través de la boca, por ingestión. Aunque el cuerpo está diseñado para eliminar tales venenos peligrosos, la escarpada cantidad de estos que hallamos diariamente es mucho más grande de lo que nuestro cuerpo está diseñado para procesar.

Por lo tanto, los pesticidas, sus metabolitos y otras toxinas peligrosas se acumulan finalmente en nuestro cuerpo a lo largo del tiempo. Y mientras más se acumulan, más se le dificulta al cuerpo eliminarlos. Cuando dicho residuo de pesticidas se acumula en el cuerpo, podemos experimentar los siguientes síntomas o enfermedades:[21]

- Alergias

- Ansiedad

- Artritis

- Enfermedad de Alzheimer

- Enfermedades autoinmunes

- Cáncer, tal como el cerebral, de mama y de próstata[22]

- Demencia

- Depresión

- Fatiga

- Fibromialgia

- Insomnio

- Pérdida de memoria

- Sensibilidad química múltiple

- Parkinson y otras enfermedades neurodegenerativas

- Psicosis y otras formas de enfermedades mentales[23]

LAS TOXINAS EN NUESTRA AGUA

La mayoría de los químicos que han sido emitidos en nuestro aire, rociado en nuestros campos de cultivo o tirados en nuestros vertederos con el tiempo terminarán en nuestra agua. Las lluvias lavan esos químicos del aire y de nuestra tierra llevándolos a nuestros lagos y ríos.

Los nitratos de los pesticidas, herbicidas y fertilizantes terminan con el tiempo en los acuíferos subterráneos. Las toxinas reunidas en los sitios para desechos químicos y basureros, incluyendo vertederos, pueden también filtrarse con el tiempo en nuestras reservas de agua y contaminarlas. Incluso los tanques de almacenamiento subterráneos que contienen gasolina pueden gotear y caer en el agua subterránea. Las tormentas pueden verdaderamente lavar estos químicos tóxicos en los arroyos y cuerpos de agua más grandes. Tarde o temprano, hallarán su camino hacia las reservas de agua potable.

El agua subterránea suple agua potable para aproximadamente un 38 por ciento de la gente en los Estados Unidos.[24] Muchas veces, las municipalidades tratan el agua subterránea con aluminio para remover material orgánico, y las trazas de aluminio permanecen en el agua potable.

La mayoría de las ciudades también añaden fluoruro a su agua potable. El fluoruro inhibe parcialmente muchas de las enzimas en el cuerpo, interfiere con las funciones vitamínicas y minerales, y está relacionado a los depósitos de calcio y la artritis.

También se añade cloro al agua para matar microorganismos. El cloro puede combinarse con los materiales orgánicos en el agua para formar trihalometanos, los cuales son substancias que promueven el cáncer. En realidad, incrementamos nuestro riesgo de desarrollar cáncer de la vejiga y del recto al tomar agua clorada del grifo. De hecho, el riesgo aumenta en la medida en que se incrementa nuestro consumo de agua clorada.[25]

A pesar de que el cloro mata la mayoría de las bacterias, incluyendo las buenas bacterias en nuestro tracto gastrointestinal, no elimina parásitos y tiene un efecto moderado sobre los virus.[26] Los parásitos incluyen helmintos (gusanos), artrópodos (chinches, ácaros y otros bichos), y protozoos, tales como amebas, *giardia* y crytosporidium. La giardia es una de las causas mayores de diarrea en centros de cuidado diurno y contamina muchos de los lagos y arroyos en los Estados Unidos. Puede aparecer en las reservas de agua más de lo que usted piensa.

Un brote del microorganismo cryptosporidium en la reserva de agua de Milwaukee, en 1993, mató a sesenta y nueve personas y enfermó a más de cuatro mil.[27] Algunos observadores creen que ciertos brotes de gripe intestinal podrían ser causados por microorganismos como este en el agua del grifo.

Contaminación del aire interior

La contaminación del aire interior es muchas veces incluso más peligrosa para su salud de lo que inhala en el exterior. La mayor parte de las personas pasan cerca del 90 por ciento de su tiempo dentro de sus hogares, edificios de oficinas, restaurantes, fábricas e instalaciones escolares. Las toxinas del interior, los químicos, las toxinas del moho y la bacteria quedan atrapadas y circulan a través de los sistemas de aire acondicionado y calefacción de estas estructuras y pueden crear un riesgo mucho más grande para su salud.

Los edificios de hoy en día están mucho más herméticos y bien aislados de lo que estaban hace años lo que los hace bóvedas para gérmenes, bacteria y toxinas químicas. Los edificios nuevos son los peores. Los materiales de construcción emiten gases al aire a través de un proceso conocido como desgasificación.[28] Las pinturas liberan solventes como el tolueno y el formaldehído. Las alfombras nuevas y los muebles de madera prensada también liberan formaldehído en el aire. Adicionalmente, la desgasificación puede provenir de telas, sofás, cortinas, el relleno de las alfombras, el pegamento y más.

En las oficinas también pueden hallarse altas concentraciones de compuestos orgánicos volátiles. Estos compuestos son emitidos por las fotocopiadoras, impresoras láser, computadoras y otros equipos de oficina. Estos causan dolores de cabeza; picazón, enrojecimiento y lagrimeo en los ojos; mareo, nausea y problemas de concentración.[29]

El moho, las bacterias y los hongos, tales como levaduras, transmitidas por aire también puede provocar contaminación interior. Muchas, sino la mayoría, de las unidades de aire acondicionados y sistemas de calefacción contienen alguna cantidad de moho. Las esporas provenientes de ese moho pueden viajar por todo el edificio. El moho crece donde haya humedad, lo que hace que las unidades de aire acondicionado sean incubadoras para este. Las casas húmedas procrean, no solo moho, sino también a ácaros. Los ácaros son la alergia más común transmitida por aire.

Otro infractor poderoso es el humo del cigarrillo. El humo de un cigarrillo encendido, mientras está encendido y en el cenicero contiene una concentración más alta de gases tóxicos que de lo que el fumador inhala en realidad.[30] El humo de segunda mano contiene cerca de cuatro mil químicos, incluyendo cadmio, plomo, arsénico, alquitrán, material radioactivo, dioxina (el cual es un pesticida tóxico), monóxido de carbono, hidrógeno de cianuro, óxidos de nitrógeno y nicotina.[31]

LOS PELIGROS DE LOS SOLVENTES

Los solventes, que son químicos usados en productos de limpieza, están por todas partes. Los solventes disuelven otros materiales que, de otra manera, no se disolverían en agua.

Los solventes pueden estresar, y con el tiempo, dañar los riñones y el hígado. También pueden deprimir el complicado sistema nervioso central de nuestro cuerpo.[32] Al igual que los pesticidas, los solventes se disuelven en grasa, lo que sencillamente significa que es posible que se almacenen en nuestros tejidos grasos, incluyendo el cerebro, los senos y la glándula prostática. Los solventes tienen la capacidad para disolverse y entrar en las membranas de nuestras células, especialmente nuestras células grasas, y se acumulan allí.[33]

Mire algunos de los solventes más comunes y los problemas que provocan:

- El formaldehído se usa comúnmente para hacer cortinas, alfombras, aglomerado y hasta en los cosméticos. La exposición al formaldehído está asociada con cáncer nasal, cáncer nasofaríngeo e incluso posiblemente con la leucemia.[34] La exposición al formaldehído también puede provocar asma, dolores de cabeza, fallos de memoria, sangrado nasal, irritación de los ojos y otros padecimientos.[35]

- El ácido carbólico se halla ampliamente en productos de limpieza tales como Lysol y se usa para hacer la aspirina y las sulfamidas. La piel absorbe fácilmente el ácido carbólico y puede causar quemaduras, entumecimiento, sibilancia, dolores de cabeza, nausea y vómitos.[36]

- El benceno es un solvente usado para hacer tintes e insecticidas. "La exposición de larga duración a niveles altos de benceno en el aire puede causar leucemia".[37]

- El tolueno es similar al benceno y se usa para hacer una variedad de pegamentos y disolventes de pintura. Los niveles elevados de tolueno en el cuerpo están asociados con arritmias cardíacas, así como también, daño nervioso.[38]

- El policloruro de vinilo se usa en la fabricación de los tubos de PVC y empaques plásticos para la comida, y se ha vinculado con varios tipos de cáncer y sarcomas.[39]

- Bifenilos policlorados (PBCs), que fueron prohibidos
  en 1979, han contaminado muchos de nuestros lagos
  y arroyos y están asociados con un riesgo aumentado de todos los tipos de cáncer. Varios estudios han
  demostrado un incremento significativo en muertes
  por cáncer del tracto gastrointestinal y linfoma en los
  trabajadores que fueron expuestos a los PCBs.[40]

Como puede ver, incluso nuestras células, tejidos y órganos están siendo bombardeados con químicos tóxicos en todas las direcciones. Estamos expuestos diariamente a pesticidas, solventes y otros químicos a través de nuestros alimentos, agua y medio ambiente.

Pero no estamos sin esperanza. No necesitamos sentarnos tranquilamente mientras nuestros sistemas inmunológicos se descomponen y las enfermedades se desarrollan bajo la pesada carga. La desintoxicación está disponible. Podemos limpiar nuestros cuerpos de años de toxinas acumuladas y de sus efectos a través de aprender a apoyar al complejo sistema de desintoxicación propio del cuerpo.

CAPÍTULO 4

UN CUERPO LLENO DE TOXINAS

Aun si usted viviera en un ambiente perfecto, impecable, sin químicos ni venenos, su cuerpo todavía produciría sus propias toxinas. Su cuerpo crea muchas toxinas diferentes, en una variedad infinita de maneras, solo para cumplir sus funciones.

En un ambiente perfecto, tratar con las toxinas internas de su cuerpo sería fácil para su cuerpo y su sistema excretor. Sin embargo, su hígado, tracto digestivo, órganos y tejidos han sido bombardeados por fuera y por dentro por muchos más venenos de lo que fueron diseñados para soportar. Dé un vistazo a algunos de estos enemigos tóxicos:

- Si ha tenido repetidos periodos de antibióticos, o incluso un solo periodo de súper antibioticos, entonces podría estar en riesgo de desarrollar un sobrecrecimiento de bacteria y levadura intestinal.

- Los radicales libres están produciéndose continua y diariamente en nuestro cuerpo y, si no se controlan, prepararán el camino para el cáncer, enfermedades del corazón y un montón de otras enfermedades potencialmente fatales.

- Demasiados azúcares, grasas, alimentos procesados, comida rápida y otros alimentos procesados están literalmente drenando nuestra vida al constipar nuestro cuerpo, introducir toxinas, inflamar nuestros tejidos y vaciar nuestras reservas de nutrientes.

- Comidas fritas, grasas hidrogenadas y parcialmente hidrogenadas, cantidades excesivas de grasas poliinsaturadas y sensibilidades alimenticias también provocan inflamación en el cuerpo. Ahora sabemos que la artritis, las enfermedades autoinmunes, el asma, la enfermedad cardiovascular, el Alzheimer, y la mayoría de los cánceres están asociados con la inflamación excesiva.

Cuando la cura provoca la crisis

Si no tuviéramos antibióticos, estaríamos en problemas. Las infecciones que pudieron haber apagado una vida hace un siglo, hoy día son un poquito más que una molestia. Sin embargo, apenas estamos empezando a tener una imagen completa de la cuota que el uso excesivo de los antibióticos ha puesto sobre una generación de usuarios.

Sus intestinos están llenos de bacteria buena, tales como *Lactobacilos acidófilos* y *bífidos,* los que evitan el sobrecrecimiento de las bacterias patógenas (bacterias malas) en su tracto intestinal. Cuando usted toma antibióticos, muchas de las bacterias beneficiosas de su cuerpo pueden morir. Sus bacterias buenas funcionan como un muro contra fuegos para mantener a las bacterias patógenas y a las levaduras controladas. Así que cuando los antibióticos provocan el desequilibrio, las bacterias malas y las levaduras podrían propagarse como un fuego sin control, sin nada que los frene o los detenga.

Las bacterias malas pueden producir endotoxinas, las cuales pueden ser tan tóxicas como casi cualquier químico pesticida o solvente que entre en su cuerpo. El sobrecrecimiento de la bacteria en su intestino delgado puede provocar fermentación excesiva, exactamente como la fermentación que sucede cuando deja la sidra de manzana fuera del refrigerador por mucho tiempo. Este proceso de fermentación crea incluso más venenos, tales como indol, escatol y amina,[1] y lleva al sobrecrecimiento bacteriano del intestino delgado (SIBO).

Del mismo modo en que la plaga bíblica de langostas arrasó los cultivos de la antigüedad, el sobrecrecimiento de las levaduras provoca daño en el revestimiento intestinal. La cándida albicans es una levadura que libera en el cuerpo casi ochenta toxinas distintas.[2] Algunas de las substancias más tóxicas que la cándida albicans produce son acetaldehído y etanol, que es alcohol. Para más información sobre este tema, refiérase a mi libro *The Bible Cure for Candida and Yeast Infections*.

La Agencia de Protección del Ambiente (APA) ha concluido que el acetaldehído es probablemente un agente carcinógeno humano, con base a estudios de sus efectos en animales.[3] El acetaldehído es extremadamente tóxico para el cerebro, incluso mucho más que el etanol. El acetaldehído causa pérdida de la memoria y problemas de concentración.[4]

Cuando considere el daño potencial de tener venenos fuertes y devastadores creados dentro de su cuerpo, usted reconocerá que las toxinas internas pueden hacer tanto o incluso más daño que las toxinas ambientales.

LA GUERRA MOLECULAR DE LOS RADICALES LIBRES

Mientras usted sigue su rutina diaria, hay una guerra intensa dentro de su cuerpo a nivel molecular. Los radicales libres son parecidos a una ametralladora microscópica disparando automáticamente por todo el cuerpo, lesionando células y tejidos el día entero. Permítame explicar.

Imagine un átomo. Tiene un núcleo rodeado por electrones. Este núcleo tiene carga positiva, y los electrones, carga negativa. Se parece un poco al sol con los planetas orbitando alrededor de él.

Cuando usted se expone a la contaminación del aire o a la radiación, cuando alguien sopla humo en su cara, o cuando ingiere alcohol o algún otro químico o pesticida, los radicales libres creados por las toxinas pueden sacar de órbita a uno de los electrones. Cuando el átomo—al que le falta un electrón—se vuelve inestable, este recoge un electrón de otra molécula cercana para reemplazarlo, lo que causa una reacción en cadena.

Los radicales libres se producen en el cuerpo, y en cantidades pequeñas dentro de las células, en realidad son útiles para activar muchas reacciones enzimáticas y biológicas.[5] Sin embargo, las toxinas como las del aire contaminado, el humo de cigarrillos, pesticidas, solventes y metales pesados provocan la producción excesiva de radicales libres, causando daño a células, tejidos y órganos.

Cada uno de los trillones de células de su cuerpo tiene una capa protectora a su alrededor hecha de lípidos o membrana celular "grasa". Los radicales libres, como bolas demoledoras, pueden empezar a rebotar en las membranas celulares, dañando finalmente las estructuras intracelulares, tales como la mitocondria y el núcleo.

Cuando los radicales libres inician una reacción en cadena, deben ser detenidos rápidamente. Los antioxidantes se apresuran al rescate instantáneamente para apagar el fuego de la actividad de los radicales libres. Literalmente, cientos de componentes distintos funcionan como antioxidantes. Muchos se hallan en alimentos y suplementos, y los demás los produce el cuerpo naturalmente. Muchos radicales libres ocurren con los procesos metabólicos normales en todas las células del cuerpo. Los antioxidantes internos, tales como superóxido dismutasa, glutatión peroxidasa y catalasa funcionan como antioxidantes controlando la producción de radicales libres.[6]

Pero los problemas suceden cuando el nivel de la actividad de los radicales libres se sale de control o si el cuerpo tiene reservas disminuidas de antioxidantes. Cuando nuestro cuerpo está sobrecargado de radicales libres provenientes de la contaminación en el aire, los pesticidas, los solventes, el humo de cigarrillos, los azúcares, las frituras y las grasas poliinsaturadas en nuestra dieta, entonces las cantidades excesivas de radicales libres hacen estragos en nuestras células. En realidad, pueden causar la descomposición de las grasas en las membranas celulares, dañar las proteínas y las enzimas, y luego, con el tiempo, dañar el ADN provocando mutaciones. Con el tiempo, estas mutaciones podrían resultar en cáncer.[7]

UNA ESTRATEGIA PARA GANAR LA GUERRA CONTRA LAS TOXINAS

Puede ser que se sienta abrumado por la batalla monumental que sus células, tejidos y órganos enfrentan diariamente. Cuando se ve en el espejo, podría ver algunos de los resultados de esta guerra: envejecimiento prematuro, enfermedad, fatiga crónica, artritis, cáncer, enfermedades cardíacas y muchísimo más.

La buena noticia es que no tiene que quedarse pasivamente de manos cruzadas mientras el derecho a la buena salud que Dios le dio es robado justo debajo de su nariz. Su cuerpo está diseñado con un sistema de defensa increíble que lo mantiene sano, incluso bajo circunstancias extremas, y nunca tiene que pensarlo dos veces. Sin embargo, cuando la batalla se vuelve abrumadora, cuando las toxinas se amontonan dentro de usted a lo largo del tiempo, su hígado y su sistema excretor podrían finalmente sobrecargarse. Sencillamente, no pueden mantener el ritmo.

No obstante, usted puede decidir entrar y hasta empezar a ganar. Al someterse a mi programa de desintoxicación de veintiún días delineado en el capítulo 7 de este libro, usted puede limpiar su cuerpo de las toxinas de toda una vida y descubrir la salud y vitalidad que viene con la limpieza interna. Estará sencillamente sorprendido de cuán mejor se sentirá después de liberar su cuerpo de su carga tóxica.

En mi práctica, he animado a muchos de mis pacientes crónicamente enfermos a que se sometan a la desintoxicación. Los resultados han sido asombrosos. La enfermedad de corazón, la diabetes, la hipertensión, la artritis, la fatiga crónica y muchas otras enfermedades serias están revirtiéndose absolutamente en la medida en que mis pacientes limpian de toxinas sus propios cuerpos. Su salud mejorará dramáticamente una vez que esas toxinas sean removidas en vez de circuladas a otras áreas del cuerpo. No solamente se verá mejor, sino que, además, se sentirá mejor y también vivirá más tiempo.

Su programa para la desintoxicación

Este es una reseña de mi programa de ayuno:

- Se someterá a un ayuno parcial de tres semanas para fortalecer y apoyar a su hígado y mejorar su eliminación a través del tracto gastrointestinal.

- Seguirá mis instrucciones durante cuatro días para romper su ayuno. (Nota: recomiendo que regrese a la dieta especial para su hígado y tracto gastrointestinal durante otras dos semanas después de haber completado el ayuno).

En la medida en que pase por este programa de ayuno, descubrirá energía renovada, salud rejuvenecida y una sensación nueva y resplandeciente de vitalidad que lo sorprenderá absolutamente.

Sin embargo, mi programa de ayuno es solo una parte de una solución doble para lidiar con las toxinas de manera regular. La segunda parte es hacer cambios en su estilo de vida y establecer un plan para ayunar periódicamente a fin de continuar la limpieza y mantener su salud. Para que usted entienda la importancia de hacer ambas partes de este programa, quiero que enfrente la terrible verdad sobre la dieta estadounidense.

CAPÍTULO 5

LA SALUD DEL SISTEMA DIGESTIVO

DURANTE LOS ÚLTIMOS veinte años, innumerables pacientes han llegado con un listado de síntomas similar: sintiéndose mal, fatiga constante, dificultad para pensar, infecciones crónicas, heces blandas, flatulencia, gas, dolor abdominal, erupciones de la piel, y más. De hecho, yo mismo solía tener esos mismos síntomas.

La enfermedad que acabo de describir se llamaba disbiosis. Está desenfrenada en este país, y muy pocos médicos la están abordando.

En mis esfuerzos para encontrar la causa, llegué a descubrir que había realmente muchas causas distintas. Y mientras más investigaba, más amplio se volvió el problema. Era generalmente una combinación de varios factores, incluyendo estos:

- Consumir demasiados antibióticos, tanto por enfermedades como provenientes de los alimentos que ingerimos (¿Sabía que 70 a 80 por ciento de los antibióticos fabricados se dan a animales que comemos?[1])

- Tomar medicamentos antiinflamatorios, incluyendo: aspirina, ibuprofeno y naproxeno e inhibidores del ácido gástrico, tales como Prilosec, Nexium, etc.

- Consumo excesivo de alcohol

- Experimentar estrés crónico

- Tener infecciones recurrentes

- Llevar una mala dieta

El lugar donde todos estos factores se encontraban era en el estómago.

Resulta que el estómago es fundamental para su dieta. El rol del ayuno con relación a la salud gástrica es proveer una manera increíblemente efectiva para darle a su estómago un tiempo para descansar, sanar y recargarse. Y con un programa de restauración gástrica, ayunar puede ayudar a remover la bacteria mala y a incrementar la bacteria buena en su sistema digestivo.

Discutiremos esto en más detalle. Pero primero, es importante entender más sobre su sistema digestivo y cómo este juega una parte importante en su salud, en la prevención de enfermedades, en la pérdida de peso y mucho más.

Lo que sucede en sus intestinos

Los intestinos, divididos en intestino delgado e intestino grueso, se han vuelto cada vez más famosos durante los últimos veinte años. Eso es sencillamente porque entendemos más completamente el rol que juegan en nuestra salud y bienestar.

¿De qué manera pudo saber realmente, el gran médico Hipócrates, quien vivió aproximadamente del 460 al 370 a. C. en Grecia, que toda enfermedad empieza en los intestinos? ¡La medicina moderna solamente recién empieza a llegar a la misma conclusión! Ahora, yo llamo a la restauración de los intestinos el fundamento de la salud.

Todos saben que el rol de los intestinos es digerir alimentos, absorber los nutrientes de esos alimentos y, luego, excretar como desecho lo que queda. Pero, ¿sabía usted que sus intestinos también juegan un rol enorme en su sistema inmunológico? ¿O que sus intestinos están en comunicación constante con su cerebro?

De hecho, los investigadores han descubierto que:

- ¡Entre el 70 y el 80 por ciento del total de las células inmunes de su cuerpo se halla en los intestinos!

- El 95 por ciento de la serotonina de su cuerpo (el "químico feliz" que le da un buen estado de ánimo) ¡se fabrica en sus intestinos!

- ¡Cien millones de neuronas que se comunican con su cerebro están en sus intestinos![2]

Sus intestinos hacen todo esto y mucho más. De hecho, investigaciones en todo el mundo han descubierto que los intestinos tienen hasta 100 trillones microbios (bacterias). ¡Una sola gota de líquido de su intestino grueso contiene más de mil millones de estas bacterias![3]

Esto implica directamente que la mayor parte de la batalla por la pérdida de peso se libra en los intestinos. De hecho, en un estudio muy interesante, los investigadores de la obesidad transfirieron bolitas fecales de roedores gordos al colon de roedores delgados, y los roedores delgados empezaron a comer tanto que también se volvieron gordos. En otro caso, cuando los roedores recibieron un trasplante de microbios relacionados a la delgadez, los roedores tendieron a "ganar menos peso que los ratones no tratados".[4]

¿Cómo es posible? ¡Son los microbios en los intestinos! La bacteria intestinal juega un gran rol al ganar o perder peso. Esta es la nueva frontera en la investigación de la obesidad que puede resultar en más avances, permitiéndonos mejorar nuestra salud intestinal y para ayudarnos a perder peso.

Adicionalmente a los retos para perder peso, la gente que está luchando constantemente para mantenerse sana o para evitar la depresión también podría tener problemas de salud intestinal.

Los intestinos juegan un rol muy grande en muchísimos factores relacionados con la salud en nuestra vida que no me sorprendería si los intestinos se convierten en el enfoque de muchas de nuestras enfermedades y padecimientos más apremiantes. De hecho, uno de los temas de investigación nuevo en cuando a la enfermedad mental es los psicobióticos, o probióticos que apoyan la salud mental.

Naturalmente, las personas van al médico porque están enfermas, pero en mi experiencia es raro que un paciente enfermo crónicamente tenga simultáneamente unos intestinos sanos. Por lo menos con mis pacientes, casi todo padecimiento, enfermedad o síntoma se refleja en los intestinos.

Entonces, el objetivo es tener sus intestinos tan saludables como sea posible para remover las bacterias dañinas y sostener los trillones de bacterias buenas que viven allí y juegan un rol vital en cada aspecto de su vida.

Realmente, son estos trillones de bacterias beneficiosas las que digieren la mayor parte de sus alimentos. Son las responsables de convertir su comida en la energía que su cuerpo utiliza. Incluso, estas producen incontables enzimas, vitaminas y hormonas que su cuerpo no puede producir por sí mismo.[5]

ES UN HECHO

Las alergias alimenticias son raras. Solamente cerca de un 4 por ciento de la población de los Estados Unidos tiene una alergia alimenticia verdadera.

En resumen, sin toda la bacteria benéfica en nuestros intestinos, todos estaríamos en problemas. La verdad es que probablemente estaríamos muertos. Desde el nacimiento hasta la tumba, estas bacterias ayudan a mantenernos vivos y a mantener fuerte a nuestro sistema inmunológico.

Sin embargo, lo que comemos y la manera en que tratamos nuestros cuerpos tienen una relación directa de causa y efecto sobre nuestra salud, sistema inmunológico, estado anímico, función neurológica y más. Trate bien a sus bacterias, y estos trillones de bacterias buenas lo cuidarán bien. Eso es lo que está sucediendo en sus intestinos en cada momento de cada día.

GLUTEN, SENSIBILIDAD ALIMENTICIA Y ALERGIAS

Aunque domina las ondas aéreas, el empaque, los libros y restaurantes, el gluten (una proteína que se halla en varios granos) no es el único alimento que causa dolor e incomodidad. Existen otras cosas incontables de que preocuparse. Sin embargo, debido a que el gluten es tan famoso en estos días y debido a que la industria multimillonaria de productos libres de gluten se está desarrollando, vale la pena hablar del gluten y sus intestinos.

Diga "gluten" y algunas personas pensarán en celiaquía (una enfermedad autoinmune) o en alergia alimenticia, mientras que otros pensarán en sensibilidad alimenticia (intolerancia a alimentos). ¿Cuál es? La respuesta depende de los intestinos de la persona.

La menor de estas tres es una sensibilidad alimenticia o intolerancia alimenticia. Las intolerancias alimenticias generalmente se deben a intestinos dañados (intestino permeable). Usualmente, esto desaparecerá cuando su intestino sane.

Aunque no hay amenaza para la vida, los síntomas nunca son agradables. Los efectos colaterales más comunes con mis pacientes, en orden descendente, incluyen estos:

- Dolor estomacal
- Dolor de cabeza
- Flatulencia
- Diarrea
- Dolor de coyunturas
- Estreñimiento
- Gases
- Erupciones en la piel
- Fatiga
- Depresión
- Picazón

ES UN HECHO

Se estima que el 6 por ciento de la población de Estados Unidos es sensible al gluten.

Si sus intestinos, específicamente los trillones de bacteria en sus intestinos, no les gustó lo que le dio de comer, estos síntomas son una señal bastante clara de que debe dejar de comer lo que sea que comió.

El porqué sus intestinos están teniendo la reacción es completamente otra pregunta. Unas cuantas razones comunes por las que sus intestinos podrían ser sensibles a los alimentos son los siguientes:

- Carencia de enzimas o insuficiencia de estas en los intestinos para descomponer adecuadamente los alimentos

- Químicos en los alimentos (por ejemplo: sulfatos, colores artificiales, etc.)

- Toxinas, incluyendo aquellas que suceden naturalmente en los alimentos[6]

- Síndrome del intestino "agujereado" o permeabilidad intestinal aumentada

- Disbiosis (bacterias malas excesivas)

Independientemente de la causa, los síntomas son bastante difíciles de pasar por alto. Quizá los diagnostique erróneamente, pero no los pasará por alto. Son molestamente persistentes, como una tos que no desaparece o una nariz que parece gotear siempre.

El ayuno es el momento perfecto para que se evalúe a sí mismo. Después de su ayuno, idealmente un ayuno de tres a veintiún día de ayuno de desintoxicación, usted puede introducir un alimento a la vez de los que se ha preguntado si su cuerpo es sensible a ellos. Después de unos días de comer esos alimentos, déjelo a un lado y trate otro. No tomará mucho tiempo para que se dé cuenta porque sus intestinos le mostrarán rápidamente cualquier desagrado.

En cuanto a las alergias alimenticias, en el mejor caso, estas alteran sus intestinos, lo cual afecta negativamente a su cuerpo. En el peor caso, pueden ser mortales. En resumen, las alergias pueden ser verdaderamente malas noticias para sus intestinos y para usted.

Este listado de síntomas de alergia a alimentos es dolorosamente real. Veo la mayor parte de estas señales pasar rutinariamente por la puerta de mi clínica. Si ha experimentado estos, sabe de qué estoy hablando:

- Acné
- Anafilaxis
- Asma
- Flatulencia / exceso de peso
- Dificultad para pensar
- Úlceras orales
- Tos
- Ojeras
- Mareos
- Dolor de oídos
- Eczema / erupciones de la piel
- Fatiga
- Dolores de cabeza / migraña
- Urticaria
- Cambios de estado de ánimo (ansiedad, agresividad, irritabilidad)
- Dificultad para respirar
- Sinusitis
- Decoloración de la piel
- Garraspera / garganta tensa
- Inflamación de la lengua
- Vómitos
- Pulso débil[7]

Lamentablemente, la mayoría de las personas están entrenadas para tratar el síntoma y no la causa. Estas personas toman medicamentos para "tratar" su asma o acné o eczema, pero todo lo que han hecho es enmascararlo. Sus intestinos no están contentos; sin embargo, continúan comiendo alimentos que causan o empeoran estos problemas.

Claramente, la mejor respuesta es identificar qué alimento está causando el problema y dejar de comerlo. Repito, ayunar es un tiempo muy bueno para empezar ese proceso de eliminación.

Las alergias a los cacahuates son bien conocidas; pero muchos alimentos, como los que se enumeran a continuación, pueden causar reacciones alérgicas.

- Leche de vaca
- Huevos
- Pescado
- Nueces (de los árboles)
- Moluscos
- Soya
- Trigo

Una alergia alimenticia provoca que se dispare el sistema inmunológico, que es lo que inicia la reacción. El sistema inmunológico ve el alimento como una amenaza directa a su cuerpo y lo protege del peligro.

Mientras que una sensibilidad alimenticia generalmente incluye una reacción retrasada, horas o hasta días, después de ingerir el alimento específico al que usted podría ser sensible, las alergias alimenticias son distintas. Por lo general, con la alergia alimenticia, su cuerpo sentirá el impacto inmediatamente, en su piel, en sus intestinos, en sus pulmones o en su sistema circulatorio. Estas reacciones no son un juego.

El gluten cae en ambas categorías; como una sensibilidad alimenticia y también como un alergeno. Sin embargo, es solo uno de muchos alimentos a los que la gente reacciona. Es útil conocer las diferencias entre sensibilidades y alergenos. Aún más es entender lo que sucede, tras bambalinas, en los intestinos cuando se comen estos tipos.

CUANDO LAS COSAS SALEN MAL EN LOS INTESTINOS

Consumir alimentos a los que usted es alérgico o sensible provoca más inflamación intestinal. Como resultado directo, el ambiente en los intestinos se vuelve más favorable para las bacterias dañinas, lo que desplaza a las bacterias buenas y los problemas siguen empeorando.

Imagínelo como un descenso gradual hacia la mala salud, la obesidad y la muerte prematura. Esto está sucediéndoles a millones de personas por toda la nación y alrededor del mundo, pero no están conscientes de ello.

Los síntomas que experimentan son señales de que algo está mal en los intestinos, y que estos no pueden manejarlo. Enmascarar el problema no lo hace desaparecer. Simplemente empeora con el tiempo.

Se le conoce como intestino permeable. Si no está familiarizado con el término *intestino permeable,* pronto lo estará. Cada vez más, los profesionales e investigadores de la medicina están viendo al intestino permeable como una causa fundamental de muchas enfermedades y padecimientos, especialmente las enfermedades autoinmunes.[8]

Si su mente se anticipó y usted se pregunta si curar el intestino podría revertirlo, haciendo que las enfermedades y padecimientos se detengan y hasta desaparezcan, está en lo correcto. ¡Sí funciona de esa manera!

Lamentablemente, en lo que se refiere al intestino, la mayoría se basa en la filosofía de "si no está descompuesto, no lo compongas".

Entre otros desafíos, por lo general, no curar el intestino lleva a ganar peso.

No curar el intestino permeable generalmente lleva a la inflamación en el tracto gastrointestinal y en todo el cuerpo. Esto es un síntoma común que muchos pacientes piensan que es "normal". Sin embargo, ¡la inflamación no es buena! Es una señal clara de que algo está mal en el intestino.

Aunque no lo crea, "la inflamación es la raíz de la mayoría de las enfermedades crónicas, incluyendo la enfermedad cardiovascular, la artritis, el Alzheimer, el Parkinson, la mayoría de los cánceres, la enfermedad autoinmune (tal como la artritis, lupus, esclerosis múltiple, colitis, enfermedad de Crohn), y más".[9]

No curar el intestino permeable lleva a una gran cantidad innecesaria de dolor, enfermedad, dolencias, gastos, padecimientos y envejecimiento; incluso a la muerte. Un médico escribió: "Aunque... al principio pensé que el intestino permeable era una enfermedad aislada que afectaba a pocos individuos desafortunados, ahora estoy convencido de que el intestino permeable sustenta todos nuestros problemas de enfermedades, tal como lo planteó Hipócrates".[10]

Sin duda, ¡curar un intestino permeable debería estar al principio del listado de prioridades de todos!

¿Cómo se filtra el intestino?

Su cuerpo tiene cuatro puntos de defensa contra los muchos virus y bacterias que existen:

- Moco en su nariz y saliva en su boca
- Ácido gástrico

- Bacteria beneficiosa en su boca y en sus intestinos
- La capa de moco que se produce en sus intestinos[11]

En el fondo del intestino es donde el sistema inmunológico nos provee la mayor cantidad concentrada de protección permanente. El sistema inmunológico natural en el intestino es la primera línea de defensa. Su deber es impedir que las moléculas malas entren al torrente sanguíneo. Si las moléculas (bacteria, virus, componentes alimenticios, levaduras, toxinas, etc.) de alguna manera, el sistema inmunológico flexible viene a luchar contra las moléculas invasoras enviando anticuerpos que atacan las moléculas específicas. De hecho, las moléculas invasoras se memorizan para que, si regresan, el cuerpo pueda responder más rápidamente la próxima vez.[12]

Sin embargo, a pesar de lo sorprendente que es el intestino, la capa de moco tiene el grosor de una célula. Es correcto: la capa de moco del intestino solamente tiene el grosor de una célula, sin embargo, tiene una superficie de 30 a 40 metros cuadrados, ¡el tamaño de un apartamento tipo estudio![13] El desafío es mantener esas células del intestino (enterocitos) fuertemente unidas y evitar grietas en la pared intestinal para mantener a los malos afuera y permitir que la buena nutrición entre.

Las células de la pared intestinal se mantienen juntas por medio de uniones fuertes que evitan que cualquier cosa extraña o dañina rompa la barrera y entre al torrente sanguíneo y en los tejidos. Las uniones fuertes están diseñadas para regular el flujo de los micronutrientes, las vitaminas, los azúcares simples, las enzimas, los ácidos grasos, los aminoácidos, etc., a través de la pared intestinal y en el cuerpo. Así es como funciona la absorción alimenticia, todo en un nivel microscópico.

No obstante, con un intestino permeable, lo que atraviesa las grietas en la pared intestinal provoca confusión en nuestro cuerpo.

ES UN HECHO

Un efecto secundario común del intestino permeable es el incremento de peso.

Visualice al revestimiento intestinal como un equipo de fútbol americano con todos los jugadores posicionados en línea. Cuando el equipo oponente corre de regreso, atraviesa la línea por el eslabón más débil, anotando inevitablemente debido a que no había defensas, defensas laterales ni protección que pudiera detenerlo. En un intestino permeable, los mismos jugadores de fútbol americano en la línea defensiva están casi tres metros de distancia, no alineados hombro con hombre y las substancias dañinas son como el corredor oponente dirigiéndose directamente hacia el torrente sanguíneo con poco que lo detenga.

O véalo como un filtro para el café, dañado. Si usted abre agujeros en el filtro con un tenedor, su taza de café estará llena de granos de café; eso es parecido a las grietas en la pared intestinal permitiendo el paso hacia el torrente sanguíneo a todo tipo de toxinas y comida parcialmente digerida.

Con una pared de defensa que es del grosor de una sola célula, nuestro intestino se parece mucho a esto. Está expuesto a tantos alimentos, medicamentos, presiones y más, que están provocando un intestino permeable, y una vez que la barrera tiene una fisura, pueden surgir muchos problemas de salud.

El agrietamiento de la pared intestinal permite que moléculas de mayor tamaño, como las proteínas y los alimentos parcialmente digeridos, entren directamente al torrente sanguíneo. Nuestro cuerpo está diseñado para absorber micronutrientes, tales como los aminoácidos, los ácidos grasos y los azúcares simples, no proteínas de tamaño completo, carbohidratos intactos, grasas y bacterias grandes y más. No estamos hablando de un solo agujero en el intestino. Más bien, hablamos de millones de agujeros diminutos que dejan pasar al cuerpo a las bacterias, a la comida parcialmente digeridas y a las toxinas.

¡Allí está su inflamación!

Cuando usted tiene intestino permeable, la inflamación ocurre en sus intestinos, y usted reaccionará a muchos más alimentos. Estas reacciones no son realmente alergias alimenticias, sino sensibilidades alimenticias que suceden a causa de que el intestino permeable permite el ingreso de cosas malas.

De manera interesante, ahora podemos medir el nivel del intestino permeable que alguien tiene. La zonulina, descubierta por Alessio Fasano, en el 2000, en la Facultad de Medicina de la Universidad de Maryland, es una proteína que ayuda a manejar la permeabilidad de la pared intestinal. Cuando suben los niveles de zonulina, uno tiene intestino permeable, o incrementa la permeabilidad intestinal. Entonces, ¿qué provoca que el número de la zonulina aumente? Las dos causas principales son (1) presencia de bacterias dañinas en el intestino, y (2) gluten en los alimentos que ingerimos.[14]

Esta zonulina juega una parte importante en muchas enfermedades autoinmunes, incluyendo la enfermedad celíaca. Las personas con enfermedades autoinmunes generalmente tienen niveles altos de zonulina y, por lo tanto, un intestino permeable.[15]

Cuando la pared intestinal está comprometida, todo el cuerpo está en riesgo. He reunido un listado de cosas que mis pacientes deben evitar debido al impacto negativo en la salud intestinal:

- Bebidas alcohólicas (redúzcalas o elimínelas por completo)
- Antibióticos
- Medicamentos antiinflamatorios, tales como la aspirina (incluso la de 80mg), el ibuprofeno (Advil, Motrín), naproxeno (Aleve), etc.
- Agua clorada
- Estrés crónico y excesivo
- Carne en exceso

Todo lo que está en este listado daña al intestino, contribuye a la inflamación intestinal, estimula a las bacterias malas en su intestino y reduce toda la bacteria buena que opera para que su cuerpo esté sano.

ES UN HECHO

Un intestino permeable puede hacer que su cuerpo reaccione a los alimentos a los que usted ni siquiera es sensible o alérgico.

¿Cómo sanar un intestino permeable?

La manera para sanar un intestino permeable definitivamente cae en la categoría de "más fácil decir que hacer" porque hay muchas partes móviles en el rompecabezas. Sin embargo, después de muchos años de trabajar con pacientes para ayudarles a sanar el intestino permeable, he descubierto tres pasos básicos que todo el que tenga intestino permeable debe tomar:

1. Eliminar alimentos transgresores, medicamentos y el estrés.

2. Revacunar al intestino con bacteria buena, y deshacerse de la bacteria mala en el intestino.

3. Restaurar la integridad del intestino (por medio del ayuno).

Este proceso de tres pasos aplica a cada cosa distinta que pueda estar causando daño a su intestino. Por ejemplo: si usted ha estado tomando medicamentos antiinflamatorios, como Advil o Aleve, durante años, entonces estos están probablemente solo enmascarando el problema, y están causando permeabilidad intestinal. Con el tiempo, usted querrá parar. Necesitará esforzarse en amentar la bacteria buena en su intestino por medio de probióticos y reduciendo cualquier otra cosa que pueda estar provocando daño intestinal. Esto disminuye naturalmente la bacteria mala. Y luego, manténgase lejos de los medicamentos que causaron inicialmente el daño. (Vea el apéndice A para recomendaciones de probióticos, prebióticos y fibra).

Cuando usted fortalece el intestino y elimina todo lo que dispara la permeabilidad intestinal, se sorprenderá de cuán bien sana su intestino. A veces, sucede muy rápidamente. Quite la espina—generalmente un alimento que desea y come a diario, a veces en cada comida—y el cuerpo se sana.

Generalmente, ayunar le da a su tracto gastrointestinal un descanso necesario de todo lo que produce inflamación. Este tiempo fuera ayuda a que su intestino se repare, y si ayuna con regularidad, ayuda a fortalecer su intestino repetidamente.

He visto sencillamente desaparecer los síntomas de pacientes con intestino permeable que aplicaron este proceso de tres pasos y luego ayunaron con regularidad. Los resultados han sido sorprendentes. Por lo general, el intestino se sanará en la medida en que usted se mantenga en este proceso.

Darle a su cuerpo bacteria buena también es altamente recomendado. (Vea el apéndice A). Será útil tomar alguna forma de probiótico. El célebre doctor Robynne Chutkan también sugiere prebióticos, que son "alimentos o ingredientes no digeribles que promueven el crecimiento de los microorganismos en los intestinos" (por ejemplo: bananos verdes, "cebollas, ajo, puerros, espárragos y alcachofas"), y simbióticos, que "son una combinación de prebióticos y probióticos que se hallan principalmente en alimentos fermentados como pepinillos, repollo ácido, *kimchi* y yogur búlgaro".[16]

Mientras ayuna, tome probióticos; después del ayuno, continúe con prebióticos y fibra como parte de su dieta regular.

Mantener su intestino sano es vital para la salud general de su cuerpo.

CAPÍTULO 6

EL CONTROL DE PORCIONES

"**L**A DIETA ES un factor significativo en el riesgo de la enfermedad coronaria del corazón, ciertos tipos de cáncer y derrame cerebral",[1] que son las tres causas principales de muerte en los Estados Unidos. La enfermedad del corazón y el cáncer causó el 44.9 por ciento de todas las muertes en 2016.[2]

"La dieta también juega un rol principal en el desarrollo de la diabetes (la séptima causa principal de muerte), la hipertensión y el sobrepeso. Estas seis enfermedades incurren en gastos médicos considerables, pérdida de empleo, discapacidad y muerte prematura, mucho de lo cual es innecesario, ya que una proporción significativa de estas enfermedades se cree que se puede prevenir a través de dietas mejoradas".[3]

Abusamos nuestro cuerpo de muchas formas a través de nuestros malos hábitos alimenticios, pero a continuación listamos algunos de los abusos más grandes en nuestra dieta:

- El promedio de los estadounidenses consume más de 150 libras de azúcar al año. ¡Esto equivale a cerca de una a dos cucharaditas de azúcar por hora![4]

- Los alimentos procesados son extremadamente deficientes en nutrientes y contienen aditivos alimenticios, edulcorantes, saborizantes, agentes colorantes, preservantes, agentes blanqueadores, emulsificantes, texturizadores, humectantes, ácidos, alcalinos, acetatos y otros químicos. Tales alimentos proveen montones de calorías con pocos nutrientes.

- A nuestro suelo se le han arrebatado minerales y nutrientes importantes; por lo tanto, los alimentos que produce son nutricionalmente pobres.

- La grasa que comemos, incluyendo el exceso de grasas saturadas, el exceso de grasas poliinsaturadas, y las grasas hidrogenadas, sobrecarga nuestro cuerpo con un material grueso, fangoso, café amarillento que se incrusta dentro de nuestras arterias, forma una placa, engorda nuestro cuerpo, eleva nuestro colesterol, forma piedras en nuestra vesícula, debilita nuestro sistema inmunológico y acorta nuestra vida.[5]

- La comida rápida, las frituras y comer demasiada carne mientras le negamos a nuestro cuerpo frutas y vegetales saludables son maneras en las que abusamos a nuestro cuerpo a través de nuestras dietas.

Es fácil ver el porqué estamos sobrealimentados y desnutridos. Nos atiborramos de cantidades crecientes de alimentos para responder al ansia de nutrientes que tiene nuestro cuerpo. Después de haber comido, nuestro cuerpo, a pesar de estar bajo una carga pesada de calorías, aún está consciente de que nunca recibió los nutrientes necesarios. De manera que nuestro cerebro envía más señales, provocando hambre, lo que nosotros interpretamos como la necesidad o deseo de aún más alimentos. Terminamos descendiendo en espiral en un círculo vicioso de sobrealimentarnos con comidas vacías, deseando más nutrientes y sobrealimentándonos nuevamente con incluso más alimentos vacíos, procesados, azucarados.

El resultado final son cinturas, caderas y nalgas que crecen sin fin. Nos ponemos cada vez más gordos, forzando a nuestro cuerpo a gemir bajo el yugo de las libras extras. Sin embargo, en términos de nutrición verdadera, le damos a nuestro cuerpo cada vez menos.

Es posible que estemos realmente hambrientos desde un punto de vista nutricional, mientras que, al mismo tiempo, nos estamos volviendo extremadamente obesos. El resultado final de este abuso despiadado de nuestro cuerpo es la enfermedad y la muerte. Lamentablemente, ¡estamos cavando nuestra propia tumba con nuestros cuchillos y tenedores!

Como resultado de nuestras indulgencias excesivas tenemos una epidemia de enfermedades del corazón, arterioesclerosis, hipertensión, diabetes, enfermedades autoinmunes, cáncer, alergias, obesidad, artritis, osteoporosis, demencia, y una multitud de padecimientos degenerativos dolorosos y debilitantes.

SOBRECARGA DE COMIDA CHATARRA

Los estadounidenses han sido embaucados para creer que podemos continuar existiendo con comida chatarra día a día y añadir sencillamente multivitamínicos, o una multitud de vitaminas, al día para protegernos de lo que estemos comiendo mientras seguimos manteniendo una salud excelente. Tomar vitaminas y otros nutrientes, mientras se sigue comiendo mal es similar a añadir pequeñas cantidades de aceite para mantener el nivel de lubricante en rango normal, pero sin cambiar nunca el filtro de aceite o el aceite mientras continúa manejándolo. Con los años, cuando he tratado a personas con enfermedades degenerativas, he observado un patrón. La mayoría de estos individuos no están desnutridos. De hecho, la mayoría de ellos son grandes comelones. Comen bastante; pero comen todas las cosas equivocadas. Están sobrealimentados y, sin embargo, completamente malnutridos. Este es particularmente cierto en la mayoría de las personas con obesidad, enfermedades cardiovasculares, artritis, diabetes tipo 2, migrañas, un montón de enfermedades alérgicas distintas, psoriasis, artritis reumatoidea, lupus y otras enfermedades autoinmunes. De hecho, hasta cierto grado, eso pareciera aplicar a casi todas las enfermedades degenerativas.

Para muchas de estas personas, los medicamentos no ayudan. Tampoco tomar vitaminas y nutrientes puede eliminar la causa de las enfermedades. Eso se debe a que no es la carencia lo que causa muchas de estas enfermedades; es comer excesivamente comidas equivocadas.

Una de las causas principales de las enfermedades degenerativas es el consumo excesivo de alimentos azucarados, grasos, ricos en almidones, y altas en proteínas; alimentos que han sido procesados, fritos, modificados genéticamente, y desnaturalizados. Los individuos con estas enfermedades acostumbran a ingerir cantidades enormes de calorías vacías, que engordan, pero que no están nutriendo su cuerpo.

Tomar suplementos, tales como un multivitamínico completo con minerales, antioxidantes y demás es importante. Sin embargo, es mucho más importante eliminar (o reducir significativamente) el consumo de grasas saturadas y poliinsaturadas (no monoinsaturadas), azúcar y comidas procesadas y comer más frutas, vegetales, nueces, semillas y otros alimentos enteros, limitando los granos enteros. La sobrenutrición es muchas veces peor que la malnutrición.

De hecho, estudios en animales han demostrado que obtener muy pocas calorías, lo cual es técnicamente llamado restricción calórica, puede en realidad incrementar la longevidad.[6] Aunque sí recomiendo la restricción calórica para algunas enfermedades, tales como la diabetes tipo 2 y la obesidad,[7] creo que, como nación, necesitamos esforzarnos más en comer de una manera que nos mantenga dentro de un rango de peso saludable.

DETÉNGASE Y PIENSE EN CÓMO COME

Nuestra prosperidad como nación ha venido con un costo. Después de años de comer demasiado y de nuestra excesiva indulgencia, estamos experimentando una epidemia de enfermedades degenerativas.

La mayoría de nosotros ingerimos una dieta estadounidense estándar. Eso significa mucha grasa, azúcar y trigo altamente refinado y productos de maíz, incluyendo pan blanco, galletas saladas, *bagels*, pasta y cereales. Añada otros alimentos procesados, tales como papalinas, totopos de maíz y arroz blanco. No se olvide de las carnes grasosas como los filetes *T-bone*, costillas, tocino y chuletas de cerdo. Ahora, súmele una gran cantidad de grasa saturada, grasa hidrogenada y grasa vegetal poliinsaturada y procesada, tal como la mayoría de los aderezos para ensalada, aceites para cocinar y mayonesa. No es de sorprenderse que tengamos una epidemia de enfermedades cardíacas, cáncer, diabetes, enfermedad autoinmune y artritis, así como muchas otras enfermedades degenerativas e inflamatorias.

Ahora, el postre. ¿Qué podría ser más típico para los estadounidenses que la tarta de manzana? No obstante, las absolutamente peores comidas, los favoritos de siempre de los estadounidenses, contienen toneladas de azúcar y grasa hidrogenada. Estos incluyen muchos productos de panadería, tales como cubiletes, galletas, tartas, pastelillos, dulce de leche y *brownies*, y no se olvide de las donas y las barras de dulce.

No siempre comimos de esta forma. Las generaciones anteriores fueron algunas de las más sanas en el planeta. Como parte de una cultura agraria, muchos de nuestros abuelos vivían mucho más cerca de la tierra. Sin embargo, hoy día nuestro estilo de vida es demasiado estresante y rápido, y como resultado, nuestra dieta sufre.

Cambie su forma de pensar

La mayoría hemos crecido comiendo la dieta estadounidense y sintiéndonos muy bien con eso. Sin embargo, para vivir más sano, tener vida más larga, debemos reconsiderar lo que se nos ha enseñado sobre la comida, antes de que sea muy tarde.

Empezamos a cambiar nuestra manera de pensar cambiando la razón de comer. ¿Por qué come? ¿Come porque algo sabe bien y su cuerpo lo desea o porque está estresado, ansioso, solo o deprimido? ¿O come porque le está proveyendo combustible a su cuerpo para que funcione? Para la mayoría de los estadounidenses, comer se ha convertido más en una recreación que en una necesidad diaria con base a una sabiduría nutricional.

Ahora bien, no estoy tratando de sugerir que las comidas no deben disfrutarse. Dios creó todas las cosas para que las disfrutáramos, y comer fue una de esas cosas. Sin embargo, cuando nuestras decisiones dietéticas, que han sido diseñadas para nutrir y sustentar nuestro cuerpo, empiezan a enfermarnos, entonces debemos cambiar la manera en que pensamos.

A Hipócrates, el padre de la medicina, se le acredita haber dicho: "Que tu comida sea tu medicina, y que tu medicina sea tu comida". En otras palabras, lo que comemos debería ser tan bueno para nosotros que sane y restaure nuestro cuerpo. ¡Qué gran diferencia para el patrón de pensamiento promedio estadounidense sobre comer!

Empiece a pensar más que solamente en el sabor y el placer cuando come. ¡Empiece a comer por el bien de su salud! Con el tiempo, disfrutará y deseará alimentos sanos como yo.

Así que, aquí está su nuevo set de prioridades: primero la salud, el sabor y el placer es secundario. Le garantizo que una vez que usted empiece a satisfacer la verdadera necesidad de su cuerpo—la necesidad por nutrición genuina—empezará a disfrutar mucho más sus alimentos.

Ahora mismo, antes de que siquiera empiece a seguir mi programa de ayuno, decida que el minuto en que el ayuno haya terminado, empezará a llevar un estilo de vida que le da prioridad a la salud a través de los alimentos. Antes de que empiece el programa de ayuno, revise sus estantes, alacena, refrigerador y congelador y elimine las frituras (papas fritas, totopos, trozos de pollo migados, etc.), las comidas procesadas (cualquier alimento que los humanos hayan alterado y empacado, tales como: avena instantánea, arroz instantáneo, la mayoría de cereales, etc.), las grasas vegetales procesadas, las grasas saturadas, las grasas hidrogenadas y parcialmente hidrogenadas y los alimentos azucarados.

Ahora prepare una lista de abarrotes para su nuevo plan de alimentación con prioridad en la salud, y surta su alacena preparándose para el día veintinueve. Mantenga suficiente cantidad de aceite de oliva extra virgen y de aceite de aguacate. Tome la firme decisión de evitar carnes grasosas y de escoger porciones más pequeñas de las carnes más magras, incluyendo pechugas de pollo o de pavo orgánico o de granja o carne de res orgánica tal como la carne molida extra magra, filete y lomo.

DIRECTRICES DE LA USDA

En su nuevo plan de alimentación con prioridad en la salud, usted querrá comer al menos cinco porciones de vegetales y frutas frescas y orgánicas diariamente. (Por *frescas* quiero decir que los nutrientes que se dan naturalmente en las plantas no han sido alteradas ni anuladas a través de procesos, empaque, almacenamiento o preparación). En sus *Directrices dietéticas para los estadounidenses de 2015 al 2020,* la USDA recomienda que las frutas y los vegetales constituyan la mitad de su plato en cada comida.[8] Lo que significa que las frutas y los vegetales deben conformar un gran porcentaje de su dieta. Las frutas deberían ser principalmente bayas orgánicas, las cuales tienen bajo contenido glicémico.

Limite las carnes

La mayoría de los estadounidenses come demasiada carne. Yo recomiendo que las mujeres coman solamente entre tres y cuatro onzas de carne magra, de granja, una o dos veces al día. Hombres, limiten las carnes a solo entre cuatro y seis onzas de carne magra, de granja, una o dos veces al día. Y yo siempre recomiendo masticar cada pedazo entre veinte y treinta veces.

Evite las dietas altas en proteína

Cada vez más personas acuden a las dietas altas en proteína, tales como la dieta Atkins. Sí, están perdiendo peso. Sin embargo, los efectos a largo plazo de esta dieta pueden ser muy peligrosos y llevar a muchas enfermedades degenerativas.[9]

Si usted está en esta dieta, limite sus porciones de proteína a no más de tres a seis onzas para los hombres y de dos a tres onzas apara las mujeres, una o dos veces al día. Además, elija más grasas monoinsaturadas, tales como el aceite de oliva, el aceite de aguacate, semillas y nueces; limite las grasas saturadas y las poliinsaturadas.

En conclusión

Si se ve a sí mismo en este capítulo, anímese. Incluso si ha pasado toda su vida cavando su propia tumba con su tenedor y cuchillo, nunca es demasiado tarde para cambiar. Usted tomará muchas decisiones sobre su destino por medio de lo que elige comer. Decida ahora cosechar salud, felicidad y una larga vida. Usted tiene la llave para su propia salud futura.

Antes de que empecemos el programa de ayuno, veamos lo que yo creo es la única respuesta más eficaz a la sobrenutrición: ¡el ayuno! Más que nada, ayunar es una clave dinámica para limpiar su cuerpo de una colección de toxinas que le ha llevado toda una vida reunir, revertir la sobrenutrición y las enfermedades que le acompañan, y garantizar un futuro maravilloso de renovada energía, vitalidad, longevidad y salud bendecida.

CAPÍTULO 7

EL PLAN DE DESINTOXICACIÓN

E STE CAPÍTULO ES una introducción a la primera parte de mi programa de ayuno. Le dará la información necesaria para que se prepare para la parte verdadera de este programa de desintoxicación y limpieza. Antes de que usted considere ayunar, es importante que siga este programa nutricional diseñado singularmente para fortalecer y apoyar su hígado, lo que lo preparará para el papel aumentado de desintoxicación durante su ayuno.

Su cuerpo fue creado de manera singular para manejar cantidades enormes de toxinas, venenos, gérmenes y enfermedades. El sistema de desintoxicación de su cuerpo, incluyendo su hígado y tracto gastrointestinal, es sorprendentemente poderoso. Con un apoyo nutricional apropiado de su parte, puede desintoxicar y eliminar químicos y toxinas.

Un sistema de desintoxicación que funciona en su máxima eficiencia tiene beneficios ilimitados para usted, incluyendo estos:

- Previene y hasta revierte la enfermedad

- Le provee con más energía y claridad mental

- Le permite sentirse mejor

- Le ayuda a perder peso

- Ayuda a aclarar su piel y su cutis

El primer sistema de limpieza tóxica es su hígado. Es un órgano sorprendente que funciona día y noche para limpiar de su sangre los químicos, venenos, bacterias, virus y cualquier otro invasor extraño que venga a robarle su buena salud. Si su hígado no está fuerte y sano, usted no estará fuerte y sano. Por eso es importante que usted pase los primeros veintiún días de mi programa de ayuno fortaleciendo su hígado para que pueda llevar a cabo su rol clave en el proceso de desintoxicación.

Si usted quisiera ser un atleta olímpico que gana trofeos, no podría entrar a la competencia sin haber pasado meses en entrenamiento, fortaleciendo sus músculos, desarrollar sus habilidades y construir su cuerpo con la mejor dieta y nutrición disponibles. Del mismo modo, debe entrenar su cuerpo para competir contra el mundo tóxico en el que vive. La buena noticia es que esa es una competencia que puede ganar. Sin embargo, usted tiene una parte enorme en asegurar el resultado exitoso a largo plazo.

Su programa de apoyo hepático de veintiún días

Durante las primeras tres semanas de mi programa de ayuno, usted seguirá esta dieta y el régimen de suplementos para preparar su cuerpo para el ayuno. Incluso, sería muy beneficioso para usted restaurar su cuerpo después de la parte de ayuno del programa repitiendo otra semana de dieta de apoyo hepático.

Estas pautas dietéticas le ayudarán a limpiar y a sustentar su hígado mientras ayuna y continuarán ayudando a su cuerpo para operar a su eficiencia máxima a medida en que usted empiece su estilo de vida con prioridad en la salud al finalizar mi programa de ayuno. Mientras más de cerca siga estas pautas dietéticas, mayor será el beneficio que usted recibirá de su ayuno. Es importante que usted cambie su dieta y su estilo de vida para reducir la cantidad de toxinas que usted está ingiriendo, así como también mejorar la capacidad de su cuerpo para eliminarlas.

Este programa de veintiún días de ayuno le dará las pautas dietéticas necesarias para limpiar y apoyar a su hígado. Para obtener los beneficios óptimos, tenga cuidado de seguir estrictamente estas pautas.

EVITE ESTOS ALIMENTOS

Es importante elegir correctamente la comida para la salud de su hígado, especialmente antes de considerar la desintoxicación a través del ayuno. A continuación algunos de los alimentos (y otros productos) que debe evitar:

- Bebidas de cola y chocolate

- Alcohol (incluyendo vino)

- Aceites vegetales procesados

- Piel animal y carnes

- Frituras

- Comidas de microondas

- Grasas y aceites hidrogenados y parcialmente hidrogenados, los que se hallan siempre en la mayoría de mantequillas de maní comerciales, en la margarina, y en la manteca, pero que también están muchas veces incluidos en alimentos como pan, mezclas para pastel, alimentos congelados, cereales para el desayuno, papas fritas y más (lea cuidadosamente todas las etiquetas).

- Alimentos refinados y alimentos procesados, incluyendo el pan blanco, las papas fritas empacadas, los cereales, la avena instantánea y el arroz instantáneo.

- Azúcares simples, incluyendo miel, jarabes, agave, pastelillos, galletas, dulces, pasteles y tartas.

- Comidas rápidas

- Jugos procesados

- Productos de trigo, incluyendo galletas saladas, *bagels*, pasta, cubiletes

- Productos de maíz

- Productos de soya

- Productos dietéticos, incluyendo mantequilla, queso, leche, yogurt, crema ácida y helado

- Frijoles, arvejas y lentejas

- Huevos

- Pescado y aves

- Belladonas (tomates, papas, paprika, berenjena y chiles), ya que estos alimentos son inflamatorios para muchos con artritis y enfermedades autoinmunes

- Todo tipo de granos, incluyendo: trigo, maíz, arroz, cebada, avena y quinoa

Para este programa de ayuno de desintoxicación, he eliminado todas las carnes, los lácteos, los huevos y otros alimentos que comúnmente provocan reacciones alérgicas o reacciones de sensibilidad alimenticia, incluyendo el maíz, la soya, el trigo y los alimentos procesados. Los panes de semillas como el pan de Ezequiel y de maná no están permitidos durante este programa porque muchas personas son sensibles al gluten. Si usted es alérgico o sensible a ciertas nueces, también deberá evitarlas.

ALIMENTOS PERMITIDOS

Durante por lo menos dos semanas, en preparación para su ayuno, coma tantas porciones como sea posible de los alimentos que se indican abajo. Debido a que ciertas frutas y vegetales tienen residuos más altos de pesticidas que otros, especialmente "la docena sucia", yo recomiendo rotundamente obtener la versión orgánica. (Para ver los listados en idioma inglés de "los doce sucios" y "los quince limpios" del *Environmental Working Group*, visite www. ewg.org/foodnews/).

- Frutas orgánicas: Bayas o frutos del bosque, incluyendo: fresas, arándanos azules y rojos, frambuesas y moras, que son las mejores para el hígado. Tome un vaso de jugo de limón amarillo o verde recién exprimido en la mañana. (Busque en el apéndice A, *Green and Red Supremefood*).

- Vegetales orgánicos: Coma tantos vegetales crudos o al vapor como sea posible. Adicionalmente, vegetales crucíferos, tales como el repollo, la coliflor, las coles de Bruselas, el brócoli, la kale, la acelga, la mostaza oriental y los nabos, son muy importantes. Otros vegetales buenos para el hígado incluyen leguminosas (todo tipo de frijoles), remolachas, zanahorias, raíz de diente de león, berro y hojas verdes, como lechuga romana y arúgula. Puede cocinar los vegetales al vapor o ligeramente salteados en un aceite orgánico extra virgen de aguacate, macadamia o de oliva. (Busque en el apéndice A, *Green and Red Supremefood*).

- Grasas buenas para su hígado y para desintoxicar: Use aceite de oliva extra virgen, aguacates, nueces crudas, frescas, como almendras, macadamias y nuez de nogal (evite los cacahuates y las semillas de marañón); aceite de linaza (no para cocinar), aceite de onagra, aceite de semilla de grosella negra, aceite de borraja y aceite de pescado.

- Bebidas: Beba abundante agua pura alcalina o natural, con o sin limón amarillo o verde, recién exprimido (dos litros diarios), jugos de frutas y vegetales frescos, té verde orgánico o té negro, y otros tés de hierbas. Recomiendo que empiece a tomar café orgánico o té, una taza de café orgánico al día está permitido, pero use leche de almendra o de coco en vez de la crema y Stevia en vez de azúcar.

Suplementos para el hígado

Debido a que ciertos suplementos son muy importantes para el hígado, usted debe tomarlos al prepararse para un ayuno de desintoxicación y al terminar un ayuno. Para una discusión de la importancia de los suplementos para el hígado, por favor, vea mi libro *Libérese de las toxinas*. A continuación se incluye un resumen de los suplementos importantes que yo recomiendo que tome cada día de los primeros veintiún días—la fase de apoyo hepático—de este programa de ayuno. (Donde se indique, busque la marca del suplemento en el apéndice).

- Un suplemento vitamínico y mineral completo (vea el apéndice A)

- Extracto de cardo mariano (200 ng dos o tres veces al día, disponible en tiendas de alimentos saludables)

- N-acetilcisteína (NAC) o MaxOne

- Té verde orgánico, té de diente de león, otros tés de hierbas (disponibles en las tiendas de alimentos saludables)

- Fitonutrientes en polvo o líquido (vea el apéndice A)

- Un suplemento de dieta soluble/insoluble (vea el apéndice A)

SE REQUIERE UNA ACTITUD POSITIVA

Completar exitosamente este programa de ayuno requiere una actitud ganadora y el apoyo de sus amigos y seres queridos. Para hacer los cambios de estilo de vida necesarios, es importante que usted tenga no solamente una actitud determinada, sino también que mantenga una perspectiva positiva y animada.

Discuta esta parte del programa de ayuno con su familia. Ya sea que ellos lo acompañen en el ayuno o no, es mejor que discuta el programa con ellos primero. Esto sería un momento excelente para reunirse como familia y crear las pautas para su nuevo estilo de vida con prioridad en la salud que usted iniciará al final del ayuno. Amigos y familiares que le proveen apoyo, trabajando juntos y animándose mutuamente a lo largo del programa de ayuno y en su ingreso a un nuevo estilo de vida son una fortaleza poderosa para el triunfo.

Al empezar esta fase, es extremadamente importante ahora que tome la decisión de eliminar las toxinas de su vida. Esta debería ser una decisión permanente para usted, y es esencial durante el programa de ayuno. Evite fumar cigarrillos, beber alcohol y consumir drogas. Disminuya la ingesta de todos los medicamentos. Claro está, en el caso de los medicamentos recetados, debe hacerlo con la ayuda de su médico. Sea sensible; nunca haga cambios drásticos sin consultar a su médico.

Otros consejos y técnicas

- No parta ni prepare frutas y vegetales antes de estar listo para ingerirlos. Podría sentirse tentado a cortar ese melón y esa zanahoria solo por la conveniencia de poder agarrarla del refrigerador, pero las frutas y los vegetales pierden sus nutrientes cuando se corta y se almacenan. Es mejor prepararlos cuando sabe que serán ingeridos inmediatamente.

- No destruya los nutrientes de sus alimentos a través de una técnica de cocción impropia. Cuando hierve los vegetales, la mayoría de los nutrientes salen de ellos y terminan en el agua. Para cuando lo ingiera, ¡el agua hervida tiene un mayor contenido nutricional que los mismos vegetales! (Sin embargo, las sopas son una excepción a esto porque usted sí consume el caldo que contiene los nutrientes de los vegetales). Es mejor cocinar al vapor los vegetales o comerlos crudos.

- Si es imprescindible que hierva los vegetales, lleve primero el agua a punto de ebullición y luego añada sus vegetales durante un tiempo corto. No los deje remojando en el agua. Escúrralos inmediatamente y sírvalos. Recomiendo enfáticamente que los cocine a vapor o los coma crudos. También recomiendo que mis pacientes eviten por completo los alimentos cocinados o recalentados en microondas.

- No prepare demasiada comida ni la prepare con mucha anticipación. Recalentar los alimentos y lo que sobra elimina vitaminas valiosas y otros nutrientes,[1] especialmente si se recalientan en el microondas. Un estudio de 1998 halló que solamente "seis minutos de cocción en el microondas destruyó la mitad de la vitamina B12 en lácteos y carnes, un rango de destrucción mucho más grande que otras técnicas de cocción".[2]

- Las frutas y los vegetales deben comerse con cáscara siempre que sea posible debido a que muchas de las vitaminas y los minerales están concentrados en la cáscara o justo debajo de esta. Si no ha comprado artículos orgánicos, es imperativo que lave esas frutas y vegetales cuidadosamente para remover los pesticidas.

- Es mejor utilizar productos agrícolas frescos y cultivados orgánicamente. Sin embargo, si no hay productos frescos, opte por frutas y vegetales congelados. Solo muy pocas veces debería elegir frutas y vegetales enlatados, asegurándose de que la etiqueta indique que son únicamente ingredientes orgánicos y enteros.

ANTES DE EMPEZAR

Antes de que empiece, es importante marcar los límites de su ayuno. Determine en qué tipo de ayuno entrará. Marque las casillas, que se hallan a continuación, que identifiquen el ayuno o los ayunos que estará implementando.

- ❏ Ayuno parcial de apoyo hepático durante la desintoxicación

- ❏ Ayuno de Daniel, como indicado en el libro de Daniel

- ❏ Ayuno de jugos de frutas y vegetales

Una nota final: Cuando analice los planes de alimentación diaria, mantenga en mente que estas son solamente sugerencias provistas para darle variedad. Todas las recetas están provistas en el apéndice

B, agrupadas en tres categorías: smoothies, ensaladas y sopas. Esto le permitirá substituir, combinar o repetir cualquier comida según su gusto. Lo que sí pido es que se limite a las recetas dadas en este libro y que usted siga las recetas exactamente como están escritas para asegurarse de recibir los beneficios para desintoxicar su cuerpo. Si lo desea, puede optar por substituir jugos de vegetales y frutas por algunas de las sugerencias de comida. También hemos incluido algunas recetas de jugos en el apéndice B.

Además, puede inscribirse en mi programa en Internet: *21 Day Detox* en www.DivineHealthDetox.com. La inscripción es gratuita e incluye videos de instrucción útiles y una lista de compras imprimible.

Mi esperanza es que estos días de limpieza y sanidad serán algunos de los días más gratificantes de su vida. ¡Estoy seguro de que usted experimentará salud, energía y vitalidad renovadas!

Ahora es el momento de empezar.

PLAN DE ALIMENTACIÓN PARA DESINTOXICACIÓN

DÍA 1

COMIDAS SUGERIDAS

Desayuno: Smoothie de arándanos azules
Almuerzo: Ensalada del Dr. Colbert
Cena: Sopa agridulce de *La zona de ayuno*

PENSAMIENTO DE ENFOQUE

Sin un hígado sano, funcionando en buenas condiciones, y un tracto intestinal sano, su cuerpo continuará siendo forzado a funcionar bajo una carga peligrosa de toxinas.

SU RECETA DIARIA PARA LA SALUD

Con una dieta especial para que su hígado y tracto gastrointestinal estén en forma y un programa de ayuno de jugos corto y fácil, junto con algunos cambios en su estilo de vida, uno puede realmente limpiar su cuerpo. Al limpiar su sistema de toxinas acumuladas, usted se sentirá verdaderamente mejor de lo que se ha sentido en años. La limpieza profunda de su cuerpo hasta el nivel celular renovará su vitalidad, restaurará su energía, recuperará su salud, se deshará de la grasa tóxica, alargará su vida y le dará un resplandor sano.

ANOTE SUS PENSAMIENTOS

Tome un tiempo para anotar sus pensamientos y experiencias durante su ayuno.

DÍA 2

COMIDAS SUGERIDAS

Desayuno: Smoothie de frambuesas

Almuerzo: Ensalada de espinaca con fresas

Cena: Sopa de alcachofas y hongos

PENSAMIENTO DE ENFOQUE

Es importante entender que sus patrones de pensamiento y sus reacciones emocionales afectan su cuerpo. Dios desea que usted esté totalmente bien: física, mental, emocional y espiritualmente.

SU RECETA DIARIA PARA LA SALUD

Ayunar le provee muchos beneficios a su cuerpo, mente y espíritu. La ciencia médica está reconociendo cada vez más la conexión natural entre estas facetas inseparables de nuestro ser. Lo que ingerimos afecta nuestros estados de ánimo y, hasta cierto punto, incluso nuestras actitudes. Lo que pensamos afecta la manera en que nuestro cuerpo digiere los alimentos e impacta la forma en que manejamos el estrés. Nuestro bienestar espiritual está influenciado por nuestra salud física y mental.

Las emociones tóxicas, tales como el enojo, el resentimiento, el temor, la ansiedad, la tristeza y la depresión pueden crear estrés en exceso, mientras que las emociones positivas, tales como la gratitud, el gozo, el amor y la paz en realidad alivian el estrés. Los efectos físicos de reprogramar sus pensamientos empiezan con su corazón. Su latido varía de un momento a otro con base a sus emociones y actitudes.[3]

Cuando usted se siente estresado y tiene emociones negativas, como: enojo, frustración, temor y ansiedad, la variabilidad del patrón de su ritmo cardíaco se vuelve "más errático y desordenado", y le envía señales caóticas al cerebro. El resultado es energía drenada y "desgaste añadido" en su mente y cuerpo. "En contraste, las emociones positivas sostenidas, tales como el aprecio, el amor y la compasión, están asociadas con patrones altamente ordenados en el ritmo cardíaco" y con una reducción significativa del estrés.[4]

ANOTE SUS PENSAMIENTOS

Tome un tiempo para anotar sus pensamientos y experiencias durante su ayuno.

DÍA 3

COMIDAS SUGERIDAS

Desayuno: Smoothie de fresas

Almuerzo: Ensalada de vegetales y kale

Cena: Sopa de verduras y aguacate

PENSAMIENTO DE ENFOQUE

El perdón capacita al cuerpo para liberar toxinas. Decida otorgar perdón hoy, esto incluye perdonarse a sí mismo.

SU RECETA DIARIA PARA LA SALUD

Muchos individuos vuelven a discutir, a revivir y meditar en experiencias de su pasado. Ellos vuelven a vivir la herida una y otra vez, y nunca sanan. Estos individuos están albergando una ofensa: una circunstancia que se percibe como injusta o dolorosa.

Cuando usted alberga una ofensa, generalmente trata con el problema pensando y hablando mucho de eso. Lo triste es que mantener el rencor en su corazón encierra las toxinas dentro de su cuerpo.

Cuando usted no perdona, estimula la reacción de estrés en su cuerpo. Esto provoca la estimulación crónica del sistema nervioso simpático y la elevación de las hormonas del estrés, lo que a su vez provoca la constricción de los vasos sanguíneos y encierra las toxinas en el cuerpo. Para más información sobre este tema, por favor, refiérase a mi libro *Emociones que matan*.[5]

ANOTE SUS PENSAMIENTOS

Tome un tiempo para anotar sus pensamientos y experiencias durante su ayuno.

DÍA 4

COMIDAS SUGERIDAS

Desayuno: Smoothie de moras
Almuerzo: Ensalada de repollo de *La zona de ayuno*
Cena: Sopa de vegetales desintoxicante

PENSAMIENTO DE ENFOQUE

Permita que lo que entra a su cuerpo provea sanidad. "Que su medicina sea su comida y su comida su medicina" (acreditado frecuentemente a Hipócrates).

SU RECETA DIARIA PARA LA SALUD

Ayunar es beneficioso para usted en muchísimos niveles. Pocas cosas que usted puede hacer por su cuerpo tienen tanto poder como el ayuno para mejorar radicalmente su salud física. Ayunar ayuda a romper adicciones alimenticias y otros hábitos alimenticios que no son sanos.

Después de un ayuno, las frutas y los vegetales frescos saben maravillosamente. Usted no deseará comer en exceso en la medida en que reciba la nutrición que su cuerpo necesita.

Así que no se alarme. Ayunar no debe atemorizarlo. El ayuno mejorará su salud física y espiritualmente.

ANOTE SUS PENSAMIENTOS

Tome un tiempo para anotar sus pensamientos y experiencias durante su ayuno.

DÍA 5

COMIDAS SUGERIDAS

Desayuno: Smoothie de limón amarillo
Almuerzo: Ensalada de arúgula y espárragos
Cena: Sopa de repollo desintoxicante

PENSAMIENTO DE ENFOQUE

Usted puede alejarse a sí mismo de los hábitos alimenticios dañinos al substituir conscientemente los productos de "comida muerta", que han sido sus favoritos, por "alimentos vivos". Por ejemplo: elija una ensalada griega, grande, con aceite de oliva extra virgen en vez de una hamburguesa, papas fritas y bebida carbonatada.

SU RECETA DIARIA PARA LA SALUD

Los alimentos vivos—frutas y vegetales orgánicos, granos enteros, nueces y semillas—producen vida. La comida fabricada por los seres humanos generalmente está "muerta", es decir, no tiene enzimas y generalmente será deficiente en vitaminas, minerales, antioxidantes y fitonutrientes. Las comidas muertas incluyen las mayoría de las comidas rápidas, alimentos azucarados, alimentos procesados, comida chatarra y los *snacks*. La ingesta excesiva de comidas muertas provocará, con el tiempo, enfermedades degenerativas y muerte temprana.[6]

ANOTE SUS PENSAMIENTOS

Tome un tiempo para anotar sus pensamientos y experiencias durante su ayuno.

DÍA 6

COMIDAS SUGERIDAS

Desayuno: Smoothie de limón verde

Almuerzo: Ensalada de berro y aguacate

Cena: Sopa cremosa de zanahoria y coco

PENSAMIENTO DE ENFOQUE

El ayuno humilde ante Dios es maravillosamente poderoso y puede cambiar toda una nación.

SU RECETA DIARIA PARA LA SALUD

Elegir sus alimentos es el primer paso hacia un estilo de vida con prioridad en la salud, pero la manera en que usted prepara esos alimentos es igual de importante. Freír los alimentos (papas fritas, pollo, deditos de pollo, aros de cebolla, etc.) hace que estos absorban radicales libres y que pierdan nutrientes. Hay maneras mucho más sanas de cocinar su comida. Saltear los alimentos es un buen método ya que la comida se cocina tan brevemente que esta retiene la mayoría de sus nutrientes.

Sencillamente, use una cantidad pequeña de aceite de oliva extra virgen, aceite de coco o de macadamia. Generalmente, asar también es seguro. Use un asador a gas propano en vez de carbón o leña, los cuales contienen toxinas peligrosas. Ponga la parrilla de vegetales o de carne tan alto, lejos de la llama.

Si la carne se cocina sobre la llama, las gotas de grasa caen de la carne al fuego, el cual la convierte en vapor. Los pesticidas en la grasa entran a la carne a través del calor extremo, así que se forman cantidades aún mayores de carcinógenos. Evite quemar la carne, ya que lo chamuscado contiene un químico llamado benzopireno, que es una substancia altamente cancerígena.[7] Quite las partes quemadas.

ANOTE SUS PENSAMIENTOS

Tome un tiempo para anotar sus pensamientos y experiencias durante su ayuno.

DÍA 7

COMIDAS SUGERIDAS

Desayuno: Smoothie de cerezas
Almuerzo: Ensalada de espinacas con fresas
Cena: Sopa de vegetales con aguacate

PENSAMIENTO DE ENFOQUE

El agua del grifo puede contener metales pesados, pesticidas, bacterias, otros microbios, cloro, fluoruro, aluminio y muchos otros químicos y toxinas. Es mejor no beber agua del grifo ni usarla para cocinar.

SU RECETA DIARIA PARA LA SALUD

Muchas personas eligen tomar agua del grifo; sin embargo, esta no es una elección sabia. Según el Grupo de trabajo ambiental (EWG, por sus siglas en inglés), los análisis del agua potable por todo Estados Unidos encontraron 267 contaminantes que causaron un incremento en el riesgo de todo tipo de enfermedades médicas, incluyendo el cáncer.[8] Sin embargo, la Agencia de protección ambiental (EPA, por sus siglas en inglés) regula solamente noventa contaminantes.[9] Las plantas de tratamiento municipal no pueden remover la mayor parte de los químicos del suministro de agua.[10] Los mantos acuíferos subterráneos que alimentan las reservas de agua de la ciudad podrían captar escorrentías de los rellenos sanitarios, los vertederos de basura e incluso de los tanques de almacenamiento subterráneo.

Tarde o temprano, cualquier cosa que enterremos, rociemos, emitamos o descarguemos encuentra su camino hacia nuestra agua potable. El agua del grifo es buena para regar jardines, lavar la ropa y descargar los inodoros, pero no para tomar ni beber. Si ha estado tomando agua o bebidas preparadas con agua del grifo (té frío, café, etc.). Le recomiendo fuertemente que compre un filtro de agua, o agua pura, embotellada. Para más información sobre este tema, refiérase a mi libro *Los siete pilares de la salud*.[11]

ANOTE SUS PENSAMIENTOS

Tome un tiempo para anotar sus pensamientos y experiencias durante su ayuno.

DÍA 8

COMIDAS SUGERIDAS

Desayuno: Smoothie de arándanos azules

Almuerzo: Ensalada de vegetales y kale

Cena: Sopa de vegetales desintoxicante

PENSAMIENTO DE ENFOQUE

Cuando se siente a comer, tome un momento para agradecer a Dios y para meditar en toda su bondad y provisión. Libérese de cualquier emoción negativa, bendiga los alimentos y, luego, empiece a comer.

SU RECETA DIARIA PARA LA SALUD

Haga del comer su momento más placentero del día, especialmente la cena. Este deber ser un tiempo para reducir el ritmo, relajarse y reunirse con la familia y los amigos para disfrutar de la comida y del compañerismo. La atmósfera a la hora de las comidas debe ser pacífica, placentera y llena de gozo. Apague el televisor; ni siquiera vea eventos deportivos, las noticias o películas. Empiece su comida con una bendición, y luego, haga una pausa y tome en cuenta cuán agradecido está. Mantenga siempre una conversación placentera y nunca use el tiempo en la mesa, durante la cena, como una oportunidad para regañar a sus hijos o discutir temas estresantes para usted o para sus hijos. Nunca discuta ni se queje en la mesa, sino que decida elogiar, animar, contar historias entretenidas o divertidas, y simplemente relájense y compartan unos con otros.

En los restaurantes, escucho frecuentemente a las familias discutiendo, quejándose y preocupándose por cosas triviales entre sí. Dese cuenta de que cuando está estresado, usted no puede digerir bien y está más propenso a desarrollar acidez, indigestión, flatulencia y gas.

Si está enojado, molesto o simplemente irritado, entonces espere antes de comer. Cuando las familias se sientan a comer juntos, especialmente en la cena, los padres tienen una oportunidad para reconectarse con sus hijos.

Tome la decisión de crear un ambiente placentero a la hora de la comida, y si empiezan las discusiones o las quejas, redirija la conversación a temas más sanos y agradables.

ANOTE SUS PENSAMIENTOS

Tome un tiempo para anotar sus pensamientos y experiencias durante su ayuno.

DÍA 9

COMIDAS SUGERIDAS

Desayuno: Smoothie frambuesas
Almuerzo: Ensalada de repollo de *La zona de ayuno*
Cena: Sopa de repollo desintoxicante

PENSAMIENTO DE ENFOQUE

No se exceda en comer. Coma solamente hasta que esté satisfecho, y no más. Comer en exceso añade una carga enorme sobre su hígado y las vías de desintoxicación.

SU RECETA DIARIA PARA LA SALUD

La razón principal por la que muchos estadounidenses están obesos es sencillamente por la glotonería. De manera interesante, un estudio de la universidad Purdue halló que las personas religiosas están más propensas de tener sobrepeso que las personas que no son religiosas.[12]

Si usted tiende a comer de más, aquí hay algunos indicadores que pueden ayudar. Llene su plato en la cocina y póngalo sobre la mesa en vez de servirse en la mesa. Mastique su comida lentamente (cada bocado debe masticarse treinta veces), y descanse entre bocados. Deje su tenedor sobre la mesa entre un bocado y otro. Dele a su estómago la oportunidad de descubrir cuán lleno está antes de darle más comida.

Generalmente, al cerebro le toma veinte minutos informarle a usted que ya está lleno o satisfecho, así que vaya despacio mientras come. Un respiro profundo al final de una comida es generalmente una señal de que su cuerpo está satisfecho. Planifique salir a caminar después de la cena. Cuando come afuera, llévese la mitad de su orden a casa para comerla al día siguiente, o comparta un platillo con su cónyuge.

ANOTE SUS PENSAMIENTOS

Tome un tiempo para anotar sus pensamientos y experiencias durante su ayuno.

DÍA 10

COMIDAS SUGERIDAS

Desayuno: Smoothie de fresas
Almuerzo: Ensalada de arúgula y espárragos
Cena: Sopa cremosa de zanahoria y coco

PENSAMIENTO DE ENFOQUE

Usted es lo que come; especialmente en lo que se refiere a su cuerpo físico. Y lo que come marcará toda la diferencia en el mantenimiento, fortalecimiento y desintoxicación de su hígado.

SU RECETA DIARIA PARA LA SALUD

Todo lo que pone en su boca tiene el potencial de producir vida o muerte. Ingerir consistentemente las comidas equivocadas con el tiempo provocará mala salud y enfermedad.

No todas las comidas están creadas igual. Las comidas vivas se crearon para nuestro consumo. Existen en un estado crudo o casi crudo. Las comidas vivas incluyen frutas, vegetales, granos enteros, semillas y nueces. No tienen químicos añadidos. No han sido decolorados ni alterados químicamente. Las comidas vivas son arrancadas, cosechadas y exprimidas, no procesadas, empacadas y puestas en una estantería.

Si quiere estar saludable, vibrante y enérgico, entonces, debe empezar a ingerir más comidas vivas. Si usted puede comer, por lo menos, el 50 por ciento de sus alimentos como comidas vidas, está mucho más propenso de ser sano e inmune a la mayoría de las enfermedades.

ANOTE SUS PENSAMIENTOS

Tome un tiempo para anotar sus pensamientos y experiencias durante su ayuno.

DÍA 11

COMIDAS SUGERIDAS

Desayuno: Smoothie de moras
Almuerzo: Ensalada de berro y aguacate
Cena: Sopa agridulce de *La zona de ayuno*

PENSAMIENTO DE ENFOQUE

La sabiduría es una senda que Dios nos da para que la recorramos. Cuando optamos por andar en sabiduría, los beneficios para nuestra vida y salud son ilimitados.

SU RECETA DIARIA PARA LA SALUD

Como antioxidante, el té verde es veinticinco veces más poderoso que la vitamina E y cien veces más poderoso que la vitamina C.[13] Se cree que el té verde bloquea el efecto de los químicos que provocan el cáncer.[14] Para propósitos de desintoxicación, yo recomiendo una taza de té verde orgánico de dos a tres veces al día. Si lo prefiere, puede tomar té verde en forma de cápsula. (Vea el apéndice).

Como ya puede imaginar, los antioxidantes son extremadamente importantes en esta función vital de su hígado. El glutatión es uno de los antioxidantes más importantes y abundantes en el cuerpo. El hígado es un caldo de cultivo para la actividad de los radicales libres, y los niveles adecuados de glutatión son esenciales para evitar el daño de los radicales libres. El aminoácido N-acetilcisteína (NAC) se convierte en glutatión en el cuerpo.

En mi opinión, el glutatión es el antioxidante más importante en el cuerpo y es muy importante para la desintoxicación. Para más información sobre el glutatión, refiérase a mi libro *Libérese de las toxinas.* (Vea el apéndice).

ANOTE SUS PENSAMIENTOS

Tome un tiempo para anotar sus pensamientos y experiencias durante su ayuno.

DÍA 12

COMIDAS SUGERIDAS

Desayuno: Smoothie de limón amarillo
Almuerzo: Ensalada del Dr. Colbert
Cena: Sopa de alcachofas y hongos

PENSAMIENTO DE ENFOQUE

Si usted quiere una manera fácil y natural para levantar su imagen personal, construir su confianza e incrementar su energía, decídase a hacer ejercicio al menos veinte minutos al día, de tres a cuatro días por semana.

SU RECETA DIARIA PARA LA SALUD

Yo recomiendo que para asegurar un estilo de vida sano, de ayuno, usted planee incluir un buen programa de ejercicios. Muchas de las toxinas pueden ser expulsadas sencillamente a través de la transpiración en la medida en que usted le dé a su cuerpo el ejercicio que necesita. El ejercicio también es un antídoto para el estrés, ayudar a relajar los músculos tensos y liberar la tensión del día.

El ejercicio regular mejora la salud del corazón, la función pulmonar, la circulación y la presión sanguínea. En realidad, el ejercicio puede disminuir la fatiga al relajar sus músculos y reducir el estrés. En la medida en que usted hace ejercicio, su cuerpo también libera endorfinas, que son antidepresivos naturales y alivian el dolor, el resultado es que usted se siente mejor después de hacer ejercicio.

El ejercicio aeróbico ayuda a calmar su cuerpo, al igual que su mente, al liberar la tensión. Durante su ayuno, lo mejor es hacer ejercicio ligero para que no llegue a estar excesivamente cansado. Quizá quiera reunirse con sus amigos para ir a caminar, jugar tenis o manejar bicicleta. Elija hacer ejercicio en una manera que usted disfrute, y tendrá más probabilidad de tener éxito.

ANOTE SUS PENSAMIENTOS

Tome un tiempo para anotar sus pensamientos y experiencias durante su ayuno.

DÍA 13

COMIDAS SUGERIDAS

Desayuno: Smoothie de limón verde
Almuerzo: Ensalada de vegetales y kale
Cena: Sopa de repollo desintoxicante

PENSAMIENTO DE ENFOQUE

No coma cuando está estresado. Antes de alcanzar su tenedor, tome un momento para relajarse un poco tomando de cinco a diez respiraciones abdominales lentas y profundas. Es extremadamente importante.

SU RECETA DIARIA PARA LA SALUD

La eficiencia de su tracto gastrointestinal se desafía a diario. Uno de esos desafíos viene de una deficiencia de los increíblemente poderosos jugos gástricos. Si usted es mayor de cincuenta años, podría estar entre los muchos individuos de mediana edad que empiezan a experimentar una reducción en el ácido clorhídrico y de enzimas pancreáticas que son muy necesarias para la digestión. Cuando los niveles de este ácido se acaban, vienen los problemas digestivos.

Si el estrés juega un rol importante en su vida, probablemente no necesita que le diga que este afecta la digestión. Es común que las personas estresadas tengan medicamentos para el estómago esparcidos por su área de trabajo y su casa. Si está estresado, probablemente está deficiente no solo en ácido clorhídrico, sino que posiblemente lo esté también en enzimas pancreáticas.

La falta de estas enzimas pancreáticas vitales provoca la mala digestión de las proteínas, las grasas y los carbohidratos. Cuando esto sucede, los pedacitos de comida parcialmente digerida pueden podrirse y, con el tiempo, podrían causar sobrecrecimiento bacteriano en el intestino delgado, sensibilidades alimenticias, intestino permeable (incremento en la permeabilidad intestinal), síndrome de colon irritable, etcétera.[15]

ANOTE SUS PENSAMIENTOS

Tome un tiempo para anotar sus pensamientos y experiencias durante su ayuno.

DÍA 14

COMIDAS SUGERIDAS

Desayuno: Smoothie de cerezas

Almuerzo: Ensalada de repollo de *La zona de ayuno*

Cena: Sopa de vegetales para desintoxicar

PENSAMIENTO DE ENFOQUE

Si las malas decisiones en su estilo de vida le han provocado enfermedades a su cuerpo, no se culpe; Dios no lo condena. Empiece a tomar decisiones mejores con base a la sabiduría que viene de Dios.

SU RECETA DIARIA PARA LA SALUD

La fibra es fantástica para su tracto gastrointestinal. Actúa como una escobilla que barre la pared del colon eliminando las toxinas y adhiriendo las toxinas a la bilis para que no puedan ser reabsorbidas en nuestro cuerpo. Toda esta actividad es críticamente importante en la prevención de enfermedades. Las dietas altas en fibra también reducen el nivel circulante de estrógenos al aglutinarlos y evitar que sean reabsorbidos y vuelvan a circular a través del hígado.[16]

La mayoría de los químicos que el hígado ha desintoxicado están contenidos en la bilis, la que luego se desecha en el tracto intestinal. Esto, como usted sabe, es una parte muy importante del proceso de desintoxicación del cuerpo. Sin embargo, si su tracto gastrointestinal no tiene suficiente fibra o está estreñido, entonces una buena parte de la bilis tóxica será reabsorbida por el cuerpo.[17]

Por eso es muy importante ingerir mucha fibra diariamente, a través de su dieta, y también suplementar con fibra regularmente para que las toxinas en su cuerpo sean atadas y excretadas. Esto reducirá dramáticamente la carga tóxica de su cuerpo.

ANOTE SUS PENSAMIENTOS

Tome un tiempo para anotar sus pensamientos y experiencias durante su ayuno.

DÍA 15

COMIDAS SUGERIDAS

Desayuno: Smoothie de arándanos

Almuerzo: Ensalada de arúgula y espárragos

Cena: Sopa agridulce de *La zona de ayuno*

PENSAMIENTO DE ENFOQUE

En realidad, la digestión empieza cuando su cerebro le envía la señal de que su cuerpo necesita alimento. Cuando empieza a pensar en el minestrone que está preparando para la cena, su cuerpo le envía señales a su tracto digestivo para que comience a producir las enzimas y los componentes necesarios para la digestión.

SU RECETA DIARIA PARA LA SALUD

Imagine que su piel se convirtiera repentinamente en vidrio y pudiera ver todo lo que sucede en su interior. Podría notar rápidamente que su tracto intestinal es, dicho de manera sencilla, un tubo largo y serpenteante. De hecho, es un tubo continuo que mide en promedio un poco más de seis metros.[18] Este conecta todo su sistema digestivo. Sus alimentos entran al tubo desde un extremo y salen por el otro extremo.

En el medio, sus alimentos sufren un procesamiento milagroso. La boca empieza el proceso y conecta con el esófago. El esófago conecta con el estómago. El estómago conecta con el intestino delgado. El intestino delgado conecta con el intestino grueso, y el intestino grueso conecta con el recto y finalmente termina en el ano. Si la digestión y la eliminación suceden suavemente y sin tropiezos y usted consume suficiente agua y fibra, entonces las toxinas se eliminan a diario y se logra una buena salud.

ANOTE SUS PENSAMIENTOS

Tome un tiempo para anotar sus pensamientos y experiencias durante su ayuno.

DÍA 16

COMIDAS SUGERIDAS

Desayuno: Smoothie de frambuesas
Almuerzo: Ensalada de berro y aguacate
Cena: Sopa de alcachofas y hongos

PENSAMIENTO DE ENFOQUE

Cuando hace un ayuno de agua solamente, con el tiempo, los mecanismos en su cerebro le mandan una señal a su cuerpo que indica que usted se está muriendo de hambre incluso si no lo está. Por lo tanto, su cuerpo entra en un estado de sobrevivencia para intentar acaparar y aferrarse a todas las calorías que obtiene.

SU RECETA DIARIA PARA LA SALUD

El ayuno más estricto y severo es el de agua solamente. En general, yo no recomiendo este tipo de ayuno. Sin embargo, ciertas enfermedades autoinmunes, tales como el lupus y la artritis reumatoide o para la ateroesclerosis severa, como la enfermedad arterial coronaria severa, los beneficios del ayuno de agua solamente son poderosos en ciertos individuos.

No obstante, usted puede experimentar también beneficios similares para estas enfermedades con el ayuno de jugos, solamente que toma más tiempo. Para la mayoría de personas, el ayuno de agua solamente debilita tanto al cuerpo que llevar un empleo de tiempo completo mientras ayuna, generalmente no es posible. El ayuno de jugo provee la mayoría de los beneficios del ayuno de agua solamente, sin la debilidad incómoda y el hambre que muchas veces lo acompañan.

ANOTE SUS PENSAMIENTOS

Tome un tiempo para anotar sus pensamientos y experiencias durante su ayuno.

DÍA 17

COMIDAS SUGERIDAS

Desayuno: Smoothie de fresas
Almuerzo: Ensalada del Dr. Colbert
Cena: Sopa de verduras y aguacate

PENSAMIENTO DE ENFOQUE

¿Acaso no es interesante que Dios haya puesto colores hermosos, como el rojo, azul y morado en las distintas frutas y vegetales que proveen protección de la mayoría de las enfermedades y que en realidad lo mantienen luciendo más joven?

SU RECETA DIARIA PARA LA SALUD

Los flavonoides son un grupo de fitonutrientes poderosos. Un tipo de flavonoides llamados antocianinas se hallan principalmente en los pigmentos de plantas rojas, moradas y azules, especialmente moras, arándanos, cerezas y uvas.[19] Los flavonoides pueden mantener su piel luciendo más joven porque juegan un rol enorme en la formación y reparación del colágeno.[20]

El colágeno es tanto la proteína primaria estructural como la proteína que se halla con más abundancia en su cuerpo. Este, en verdad, mantiene unidas las células y los tejidos de su cuerpo. El colágeno tiende a degenerar con la edad y a colapsar lentamente, lo cual es la razón por la que nuestra piel empieza a arrugarse y a decaer en la medida que envejecemos. Sin embargo, los flavonoides que se hallan en las bayas, las cerezas, las uvas y un montón de otras frutas y vegetales ayudan a mantener la integridad del colágeno de su piel.

Por lo tanto, ayuda a evitar que el colágeno de su piel se degenere y colapse con la edad. Con solo exprimir bayas diariamente, usted puede tener flavonoides suficientes para nutrir el colágeno de su piel y hacer más lento el proceso de envejecimiento.

ANOTE SUS PENSAMIENTOS

Tome un tiempo para anotar sus pensamientos y experiencias durante su ayuno.

DÍA 18

COMIDAS SUGERIDAS

Desayuno: Smoothie de moras
Almuerzo: Ensalada de espinaca con fresas
Cena: Sopa de vegetales desintoxicante

PENSAMIENTO DE ENFOQUE

¿Está escuchando a su cuerpo? ¿Comprende qué es lo que está tratando de decirle? ¿Cómo está respondiendo su cuerpo físico a mi programa de ayuno?

SU RECETA DIARIA PARA LA SALUD

Las causas principales de la permeabilidad intestinal aumentada (aperturas microscópicas o agujeros en el intestino delgado provocados por la inflamación) son alergias alimenticias, sensibilidad alimenticia y, muchas veces, el uso de antibióticos. Las alergias alimenticias comunes incluyen: huevos, productos lácteos, maíz, soya, levadura, trigo y otros granos como el centeno, la cebada y la avena. La proteína principal a la que la gente es sensible en estos granos es el gluten, el cual se halla en panes, galletas saladas, pastas, todo tipo de harinas (como la de centeno, la de cebada, la de trigo y la de avena), salsas espesas, muchas de las sopas, miga de pan, tartas y pasteles.

La permeabilidad intestinal incrementada está presente generalmente en las siguientes enfermedades: fatiga crónica, fibromialgia, enfermedad de Crohn, colitis ulcerosa, enfermedad celíaca, artritis reumatoide, lupus,[21] migrañas, eczema, urticaria, psoriasis,[22] esquizofrenia, autismo y trastorno por déficit de atención con hiperactividad.[23]

Si usted sospecha que esto puede ser un problema para usted, este programa de desintoxicación hepática y ayuno debe beneficiarlo. Si usted es sensible al gluten, elija otro tipo de grano para su dieta diaria, tal como el pan de arroz integral, pan de mijo, quinoa, trigo kamut o amaranto. El alforfón o trigo sarraceno tampoco contiene gluten, así que todavía puede tener panqueques de alforfón. Sin embargo, es preferible evitar todos los granos mientras está en el Plan alimenticio de desintoxicación.

ANOTE SUS PENSAMIENTOS

Tome un tiempo para anotar sus pensamientos y experiencias durante su ayuno.

DÍA 19

COMIDAS SUGERIDAS

Desayuno: Smoothie de limón amarillo
Almuerzo: Ensalada de repollo de *La zona de ayuno*
Cena: Sopa de alcachofas y hongos

PENSAMIENTO DE ENFOQUE

Cada elección de estilo de vida que usted y yo hacemos nos lleva por un camino, de paz y gozo o de estrés y dificultad. Asegúrese de saber a dónde le llevan sus decisiones.

SU RECETA DIARIA PARA LA SALUD

El cardo, también conocido como silimarina, es uno de los protectores más poderosos del hígado contra el daño de los radicales libres. También protege al hígado contra muchos químicos distintos que son extremadamente tóxicos, incluyendo el hongo venenoso Amanita phalloides,[24] el cual es fatal para un 10 a 20 por ciento de las personas que lo ingieren.[25]

Cantidades vastas del poderoso antioxidante glutatión se pueden invertir en el proceso de desintoxicación, lo cual puede llevar a un desgaste de glutatión. El cardo puede elevar el nivel de glutatión en el hígado hasta en un 35 por ciento.[26] El cardo es uno de los antioxidantes más importantes que deben tomarse durante el programa de ayuno de desintoxicación.

ANOTE SUS PENSAMIENTOS

Tome un tiempo para anotar sus pensamientos y experiencias durante su ayuno.

DÍA 20

COMIDAS SUGERIDAS

Desayuno: Smoothie de limón verde

Almuerzo: Ensalada de arúgula y espárragos

Cena: Sopa de verduras y aguacate

PENSAMIENTO DE ENFOQUE

Si usted toma medicamentos de venta libre, considere formas más naturales para tratar sus diferentes necesidades médicas, tales como nutrientes, hierbas y medicinas homeopáticas. Sin embargo, nunca debe dejar de tomar los medicamentos que necesita sin consultar a su médico.

SU RECETA DIARIA PARA LA SALUD

Pocas personas consideran alguna vez que la salud de su cuerpo está basada en un equilibrio natural y delicado de acidez y alcalinidad. No obstante, este equilibrio es esencial para la capacidad de su cuerpo para desintoxicarse exitosamente. Los vegetales son vitales para ayudarle a mantener un pH saludable.

Cuando todo lo que su cuerpo recibe es la dieta estadounidense promedio, sus tejidos se vuelven más acídicos de lo que deben ser naturalmente, lo cual altera este equilibrio delicado. Si le gustaría saber cuán acídico está su cuerpo, puede descubrirlo muy fácilmente al comprar unas tiras para medir pH en la farmacia o en una tienda de alimentos saludables.

Tome una muestra de la primera orina de la mañana, y moje una tira de pH en ella. La tira le indicará el nivel de pH de su orina a través de un cambio de color. El paquete de tiras de pH incluye una tarjeta que correlaciona cada color posible con un número de pH. Compare el color de su tira de pH con su lectura numérica en la tarjeta.

El pH de la orina generalmente indica el pH de los tejidos. La mayoría de personas tendrá una lectura en su prueba de un pH cercano a 5.0, lo que significa que su cuerpo está muy acídico. Debería estar entre 6.8 y 7.0.

Un estómago sano tiene un pH entre 1.5 y 3.0 debido al ácido clorhídrico que el estómago secreta. El ácido clorhídrico es lo suficientemente fuerte para quemar haciendo un hoyo en la alfombra o para derretir el hierro en un clavo. Puede darse cuenta cómo este ácido poderoso forma la primera línea de defensa contra bacterias, parásitos, gérmenes y otros microbios de nuestros alimentos.

ANOTE SUS PENSAMIENTOS

Tome un tiempo para anotar sus pensamientos y experiencias durante su ayuno.

DÍA 21

COMIDAS SUGERIDAS

Desayuno: Smoothie de cereza

Almuerzo: Ensalada de berro y aguacate

Cena: Sopa de vegetales desintoxicante

PENSAMIENTO DE ENFOQUE

Su cuerpo maravilloso está diseñado no solo para desintoxicarse, sino también para sanarse a sí mismo. De la misma manera en que usted puede jugar un rol relevante en ayudar y apoyar a la habilidad de su cuerpo para desintoxicarse, también puede hacerlo para sanarse.

SU RECETA DIARIA PARA LA SALUD

Los nutrientes más importantes en las frutas frescas y los jugos son los fitonutrientes. Los fitonutrientes son sencillamente nutrientes derivados de las plantas, que contienen antioxidantes poderosos y que le dan a las frutas y a los vegetales sus brillantes colores. Estos fitonutrientes poderosos evitan los tumores y el cáncer, reducen el colesterol, aumentan la función inmunológica, atacan los virus, estimulan las enzimas desintoxicantes, evitan la acumulación de la placa (lo que nos protege contra las enfermedades del corazón), y detiene la producción de los componentes que provocan el cáncer.

Muchos de estos fitonutrientes se hallan en los pigmentos de las frutas y los vegetales, tales como la clorofila de los vegetales verdes, los carotenos o carotenoides en las frutas y vegetales de color anaranjado, y los flavonoides morados de los frutos del bosque. Uno de cada tres estadounidenses desarrollará cáncer en algún momento de su vida.[27] Consumir cantidades adecuadas de frutas y vegetales diariamente o en la forma de jugos es una de las mejores maneras de proteger a su cuerpo contra el cáncer y las enfermedades del corazón.

ANOTE SUS PENSAMIENTOS

Tome un tiempo para anotar sus pensamientos y experiencias durante su ayuno.

CAPÍTULO 8

LA VIDA DESPUÉS DE LA DESINTOXICACIÓN

H A LLEGADO A la fase muy importante de romper su ayuno. Esto es muchas veces la parte más difícil e importante de ayunar. Por lo tanto, usted debe entender cómo romper su ayuno incluso antes de que empiece.

Vuelva a introducir alimentos gradualmente para darse cuenta de los más grandes beneficios del ayuno. Su tracto digestivo ha estado en descanso. Eso significa que el ácido clorhídrico y las enzimas pancreáticas pueden no estar inmediatamente disponibles para ayudarle a digerir proteínas, almidones y grasas. Por lo tanto, mientras más largo es su ayuno, más lentamente debe dejarlo.

Algunos individuos que no han roto su ayuno apropiadamente han desarrollado piedras en la vesícula y necesitado cirugía. Reintroduzca gradualmente fruta, luego vegetales, luego almidones como por ejemplo panes, y finalmente proteínas y grasas. Algunos podrían hallar beneficio en tomar una o dos cucharadas de gránulos de lecitina (en dos onzas de agua) una o dos veces al día para prevenir sedimentación en la vesícula durante esta etapa del programa.

Siga esta fase de cuatro días para romper su ayuno y asegurar la buena salud que ha empezado a alcanzar a través de las dos primeras fases de mi programa de ayuno. Si esta fue su primera experiencia con un ayuno de desintoxicación, o si usted sufre de mala salud o de varias enfermedades, al final de los cuatro días puede repetir la fase de apoyo hepático de veintiún días de mi programa de ayuno antes de que vaya al estilo de vida con prioridad en la salud descrito en muchos de mis libros.

Su recorrido hacia la buena salud no termina cuando hayan finalizado los siguientes cuatro días. Su recorrido apenas empieza. Prepárese para entrar a su nuevo estilo de vida con prioridad en la salud con estos primeros cuatro días después de su ayuno.

El primer día de su desintoxicación

El primer día después de su ayuno, coma fruta fresca, como manzanas, sandía, uvas o frutos del bosque frescos con una frecuencia de hasta cada dos o tres horas. Sin embargo, no coma papaya o piña durante el primer día después de un ayuno. Estas frutas contienen enzimas fuertes que podrían alterar su estómago. Las frutas con el más alto contenido de agua, como la sandía, son las más fáciles de digerir.

¿Ha preparado su lista de compras para empezar su nuevo estilo de vida con prioridad en la salud? Empiece su lista de compras hoy. Cuando vaya a la tienda de abarrotes, compre las siguientes frutas y vegetales orgánicos: zanahorias, repollo, manzanas, pepinos, remolachas, apio, perejil, frutos del bosque (incluyendo fresas, moras, arándanos, frambuesas), limones y limas, toronjas, piña, jengibre, sandía, ajo, verduras de hoja (incluyendo espinaca, acelga, hoja de remolacha, hojas de diente de león.

Sugerencia de comidas

Desayuno

Smoothie de fruta
1 medida de polvo de fitonutrientes (opcional; vea el apéndice)

1 cucharadita (nivelada o abultada) de polvo de cáscara de Psilio o fibra ceto diluida en 4 onzas de agua.

Almuerzo

Sopa o ensalada con 1-2 onzas de pollo orgánico, de granja.

Cena

Ensalada, sopa o smoothie
1 cucharadita (nivelada o abultada) de polvo de cáscara de Psilio o fibra ceto diluida en 4 onzas de agua.

Suplementos diarios

Un multivitamínico diario (vea el apéndice A)
Una medida de polvo de fitonutrientes (vea el apéndice A)

EL SEGUNDO DÍA DESPUÉS DE SU DESINTOXICACIÓN

En el segundo día después de que rompa su ayuno, tome un smoothie de fruta en la mañana. Para el almuerzo y la cena, tome un plato de sopa de vegetales frescos o una ensalada con 2-3 onzas de pollo o pavo orgánico, carne de res alimentada con pastura o pescado silvestre. Coma despacio, y mastique su comida muy bien. Asegúrese de no comer de más. Asegúrese de seguir tomando por lo menos dos litros de agua pura y potable al día. También puede continuar bebiendo jugos una o dos veces al día.

SUGERENCIA DE COMIDAS

Desayuno

Smoothie de fruta

1 cucharadita (nivelada o colmada) de polvo de cáscara de Psilio o fibra ceto diluida en 4 onzas de agua.

Almuerzo

Sopa o ensalada con 2-3 onzas de pescado silvestre.

Cena

Ensalada, sopa o smoothie
1 cucharadita (nivelada o colmada) de polvo de cáscara de Psilio o fibra ceto diluida en 4 onzas de agua.

Suplementos diarios

Un multivitamínico diario (vea el apéndice)
Una medida de polvo de fitonutrientes (vea el apéndice)

El tercer día de su desintoxicación

En el tercer día beba un smoothie de fruta en la mañana. Para el almuerzo y la cena, sírvase un plato de sopa de vegetales frescos o una ensalada con 2-3 onzas de pollo o pavo orgánico, carne de res alimentada con pastura orgánica o pescado silvestre. También puede añadir una papa al horno o una rebanada de pan integral como el pan Ezequiel o maná, pan de arroz integral o pan de mijo.

Sugerencia de jugos o comidas

Desayuno

Smoothie de fruta
1 cucharadita (nivelada o colmada) de polvo de cáscara de Psilio o fibra ceto diluida en 4 onzas de agua.

Almuerzo

Sopa o ensalada con 2-3 onzas de pavo orgánico

Cena

1 plato de sopa de vegetales frescos
1 ensalada de espinaca o lechuga romana con aceite
de oliva extra virgen y vinagre de manzana
2-3 onzas de proteína (pollo, pavo, carne o pescado)
1 cucharadita (nivelada o colmada) de polvo de
cáscara de Psilio o fibra ceto diluida en 4 onzas de
agua.

Suplementos diarios

Un multivitamínico diario (vea el apéndice A)
Una medida de polvo de fitonutrientes (vea el apéndice A)

EL CUARTO DÍA DESPUÉS DE SU DESINTOXICACIÓN

En el cuarto día, continúa con smoothies, sopas o ensaladas con un poco de proteína saludable. Yo recomiendo que pruebe uno de los siguientes métodos saludables para preparar sus alimentos.

- Cocinar ligeramente sus vegetales al vapor provoca una pérdida de nutrientes muy pequeña.

- Saltear es un buen método de cocción porque la comida se cocina brevemente y, por lo tanto, retiene la mayor parte de sus nutrientes.

- Asar es un método aceptable de preparación de alimentos. Al asar sus carnes orgánicas o de granja, evite quemar la carne.

Sugerencia de comidas

Desayuno

¼ - ½ de taza de frutos del bosque

1-2 huevos cocinados con aceite de aguacate, acompáñelos con rodajas de aguacate

1 medida de fitonutrientes (opcional; vea el apéndice)

1 cucharadita (nivelada o colmada) de polvo de cáscara de Psilio o fibra ceto diluida en 4 onzas de agua.

Almuerzo

1 ensalada de vegetales frescos

2-3 onzas de pechuga de pollo a la parrilla

Cena

1 taza de sopa de vegetales frescos

1 ensalada pequeña de vegetales

2-3 onzas de pollo o pavo orgánico, carne de res alimentada con pastura o pescado silvestre

1 cucharadita (nivelada o colmada) de polvo de cáscara de Psilio o fibra ceto diluida en 4 onzas de agua.

CAPÍTULO 9

EL AYUNO INTERMITENTE

¿Qué es exactamente el ayuno intermitente? En el término más breve, el ayuno intermitente es dejar de comer por un periodo corto.

Es posible que usted ya lo haya hecho accidentalmente. Quizá un proyecto laboral lleno de presión o unos planes de viaje inesperado alteró su horario diario y terminó sin comer durante más tiempo de lo que era su costumbre.

Muchas personas comen hasta que se van a dormir y nuevamente tan pronto se levantan. Las seis a ocho horas de sueño no son tiempo suficiente para que su cuerpo lo considere como un ayuno.

Si la ventana de tiempo donde usted no come es lo suficientemente larga, ¡su cuerpo pensará que usted está ayunando! No tiene que ser veinticuatro horas, tres días, tres semanas o ni siquiera treinta días para que su cuerpo obtenga los beneficios del ayuno.

Allí es donde el ayuno intermitente entra en juego. Existen muchas versiones distintas del ayuno intermitente estos días.

Los pacientes que pasan por mi oficina quizá las han probado todas, incluyendo estos métodos populares:

- El plan 12/12: Coma durante doce horas de su día, y ayune por doce horas.

- El plan 16/8: Coma durante ocho horas de su día, y ayune por dieciséis horas. (Este es mi favorito).

- El plan 4/20: Coma durante cuatro horas de su día, y ayune por veinte horas.

- El plan 5/2 (también llamado la dieta 5:2): Reduzca su ingesta de alimentos a aproximadamente quinientas calorías dos veces por semana, en dos días no consecutivos.

- El plan de día alterno: No coma nada por un día, coma normalmente al día siguiente, ayune de nuevo, coma nuevamente, y así sucesivamente.

Con todas estas opciones de ayuno intermitente se asume que usted comerá comida regular (¡y espero que saludable!) durante los tiempos que no son de ayuno. Se asume que usted beberá al menos dos litros de agua pura, alcalina, durante su tiempo de ayuno. Mantenerse hidratado es de vital importancia. También puede tomar café, té u otra bebida selecta en tanto no contenga calorías.

ES UN HECHO

El ayuno intermitente puede ayudar a bajar la presión arterial, por consiguiente, reducir la cantidad del medicamento necesario para la presión arterial con sus efectos secundarios terribles (disfunción cognitiva, fatiga, disfunción eréctil, aletargamiento, etc.). El ayuno intermitente ha ayudado a cientos de mis pacientes con sus problemas de presión arterial.

Además, se asume que una buena parte del tiempo en que usted no está comiendo la pasa durmiendo. Por ejemplo, en el plan 16/8 común, la gente ayuna durante dieciséis horas. Si duerme durante ocho horas, eso significa que las ocho horas adicionales, en las que está despierta, se pasan sin alimento.

Estas personas podrían cenar a las 5:00 p. m., terminando de comer a las 5:30 p. m. Luego, podrían no desayunar hasta las 9:30 la mañana siguiente. (Si lo desean, todavía pueden tomar su café cuando se levantan).

O podrían simplemente obviar el desayuno o la cena para que los ayude a alcanzar las dieciséis horas sin alimento. Esta opción de dos comidas al día reduce considerablemente la ingesta calórica, algo que algunos prefieren hacer y es mi favorita.

Uno de mis pacientes había perdido peso con mi dieta de la zona keto, pero ella sentía que se había estancado con sus planes de pérdida de peso. Empezó a ayunar dieciséis horas al día, saltándose el desayuno, y esto le ayudó a su cuerpo a quemar grasa adicional. Esas pocas horas extras de ayuno le dieron los beneficios que buscaba.

De todos los planes de ayuno intermitente, los horarios, y las opciones, mi preferido es el plan 16/8. ¿Por qué? Porque funciona bien con los horarios de mis pacientes, lo cual incrementa la posibilidad de que ellos continuarán haciéndolo.

Y cualquier hábito sano que puede ser parte de un estilo de vida normal, a la larga será un éxito. Cualquiera puede hacerlo.

La decisión es suya. Elija la opción de ayuno que funcione mejor para usted, y luego apéguese a ella; de esta manera, los beneficios son suyos y permanecen siendo suyos.

LOS BENEFICIOS DEL AYUNO INTERMITENTE

Activar el ayuno intermitente en su vida trae muchos beneficios para la salud. Honestamente, ¡los beneficios del ayuno intermitente tenían que ser buenos porque negarnos la comida está muy al final de la lista de cosas divertidas para hacer cada día!

Estos son los cuatro beneficios principales del ayuno intermitente:

1. Ayuda a perder peso.

2. Generalmente, mejora la función cerebral y la claridad mental.

3. Reduce la resistencia a la insulina.

4. Generalmente, incrementa sus niveles de energía.

Estos beneficios se mezclan bien con todos los otros beneficios que ya hemos discutido. El hecho de que nuestro cuerpo pueda tener acceso a estos beneficios al solo ajustar nuestro horario de comida es muy sorprendente.

ES UN HECHO

El ayuno intermitente puede aumentar la producción de la hormona de crecimiento, resultando en crecimiento muscular para hombres y mujeres.[1]

Entender por qué el ayuno intermitente funciona le ayudará a hacerlo parte de su estilo de vida.

Al igual que muchos otros médicos, yo solía decirles a los pacientes que comieran tres veces al día, especialmente el desayuno ya que era la comida más importante del día. Ahora, con las nuevas investigaciones, sabemos que es en realidad más sano saltarse el desayuno o la cena y ¡comer solamente dos veces al día!

Las reglas han cambiado, gracias al ayuno intermitente. Algunos empiezan haciendo ayuno intermitente un día a la semana y avanzan gradualmente a entre tres y siete días a la semana.

Beneficio 1: Pérdida de peso

Cuando comemos, nuestro cuerpo desintegra la mayor parte de los alimentos en glucosa y la almacena como glicógeno. Nuestro cuerpo almacena generalmente suficiente glicógeno de lo que hemos comido para que nos sostenga durante aproximadamente doce horas.

Eso no significa que no tendremos hambre si no comemos; solamente significa que nuestro cuerpo aún está quemando azúcar durante esas doce horas. Si no hemos ingerido más comida para ese momento, nuestro metabolismo cambia, y empezamos a quemar grasa como combustible.

A menos que ampliemos la ventana de tiempo en la que no comemos a más de doce horas, nuestro cuerpo estará atascado generalmente en el modo de quemar azúcar. Para ganar acceso al modo de quemar grasa, sencillamente necesitamos dejar más tiempo entre comidas. Y, naturalmente, quemar grasa resulta en pérdida de peso.

Por eso algunos fuerzan el plan 12/12, el plan 16/8, e incluso el plan 4/20 donde veinticuatro horas de ayuno significa casi ocho horas de quema de grasa. Ya que la mayoría estará quemando grasa dentro de las dieciséis horas de ayuno, el plan 16/8 funciona bien también, y muchos pueden hacer esto a largo plazo, uno cuantos días a la semana.

Algunos estudios indican que el cambio de quemar azúcar a quemar grasa puede darse después de ocho a doce horas de ayuno.[2] Sin embargo, yo prefiero ser conservador y quemar grasa, así que recomiendo ayunar por lo menos doce horas.

Repetir su plan de ayuno de preferencia una y otra vez, semana a semana, mes tras mes, le ayudará a perder peso. Después de todo, si su cuerpo está quemando grasa todos los días, incluso si es solo un poco, con el tiempo esto suma y logra una gran diferencia.

Hace varios años, la revista *Molecular and Cellular Endocrinology* comparó los resultados de cuarenta estudios distintos sobre ayuno intermitente y concluyó que el ayuno intermitente funciona para la pérdida de peso.[3] Usted no esperaría tanto, pero cuarenta estudios es bastante concluyente.

He descubierto que algunos pacientes prefieren un plan más tradicional para perder peso donde reducen su ingesta diaria de calorías en todos los ámbitos. Sin embargo, para una cantidad creciente de pacientes el ayuno intermitente es en realidad más fácil de hacer sobre una base diaria. No tienen que contar calorías ni comprar alimentos especiales; solamente manejan su horario de comidas.

Repito, el método para perder peso que usted escoja es totalmente su decisión personal.

Por otro lado, el proceso de quemar grasas en vez de azúcares impacta positivamente también a su corazón. Los triglicéridos grasos se queman en el proceso de quema de grasa, y ¡esto reduce directamente su riesgo de enfermedad cardiovascular![4] El ayuno intermitente ha demostrado que también reduce la presión arterial.[5]

Beneficio 2: Función cerebral mejorada

Con el incremento de casos de enfermedades cognitivas en estos días, cualquier cosa que le dé a su cerebro un impulso sano necesita ser considerada seriamente.

Al igual que cualquier doctor del país, veo una cantidad creciente de pacientes que vienen a mi clínica lidiando con demencia, Alzheimer, Parkinson, y otros problemas neurológicos innumerables. El hecho de que el ayuno intermitente ha demostrado reducir el riesgo de muchas enfermedades neurológicas significa que todos debemos prestarle mucha atención al ayuno intermitente.[6]

Si es útil para usted y para sus seres queridos y es verdaderamente fácil de hacer, entonces ¿cuál es el problema?

El profesor Mark Mattson de la facultad de medicina Johns Hopkins ha estudiado décadas de investigación sobre la conexión entre lo que comemos y la forma en que nuestro cerebro funciona. En lo que se refiere al ayuno y el ayuno intermitente, su investigación ha encontrado que ayunar puede hacer lo siguiente:

- Ayuda al cerebro a repeler el Alzheimer y el Parkinson

- Mejora la memoria y el estado de ánimo

- Protege las neuronas contra la acumulación de placa amiloide[7]

Además, el doctor David Perlmutter declara resueltamente: "En la ausencia de calorías, los genes protectores, que sustentan la vida, responsables de la reparación y protección celular se activan, la inflamación se reduce y las defensas antioxidantes se incrementan. Esto significa que sencillamente pasar sin comer durante un tiempo podría tener beneficios antienvejecimiento, antiinflamatorios y antitumorales que están disponibles para todos, en cualquier momento".[8]

Tal como ya hemos discutido, después de ayunar cerca de doce horas el cuerpo deja de quemar azúcares y empieza a quemar grasa. Cuando esto sucede, las cetonas (los ácidos grasos) son liberadas en la sangre. Estas cetonas son una parte importante de la pérdida de peso.

Es más, estas mismas cetonas juegan un papel vital en preservar la función cerebral, ¡y todos queremos eso! Incluso, proveen alguna protección contra las enfermedades neurodegenerativas, la enfermedad de Alzheimer y las convulsiones.[9]

Siendo siempre un partidario de la medicina preventiva, creo firmemente que es mejor tratar un asunto antes de que se convierta en un problema en estado avanzado. Muchos pacientes que vienen a mi clínica pueden decir que sus habilidades cognitivas se están deteriorando lentamente. Los problemas neurológicos son raramente un suceso repentino.

Si usted pudiera poner a funcionar cetonas (a través del ayuno intermitente) en una medida preventiva, ¡debe hacerlo! He visto que las capacidades cognitivas de los pacientes mejoran en unas cuantas semanas de ayuno. Un estudio descubrió que se necesitaron solamente seis semanas para que su grupo de sondeo (adultos mayores que sufrían de una incapacidad cognitiva leve) notaran una mejoría en su memoria después de aumentar sus niveles de cetonas.[10] De hecho, el ayuno intermitente y las cetonas que, como resultado se abren paso hasta su cerebro, han demostrado que incluso ayudan al crecimiento de nuevas células nerviosas en su cerebro.[11]

En un nivel más profundo, las cetonas que se liberan como resultado de su ayuno también provocan la liberación de una proteína llamada Factor neurotrófico derivado del cerebro (FNDC). ¿Qué hace esta proteína FNDC? "Fortalece las conexiones neuronales, particularmente en las áreas involucradas en la memoria y el aprendizaje".[12] Además, el FNDC ha demostrado ayudar a proteger nuestro cerebro contra las enfermedades de Alzheimer y de Parkinson.[13]

De manera interesante, los niveles de FNDC pueden ser estimulados en mucho más de una forma. El ejercicio físico y las tareas mentales servirán, así como también servirá reducir su ingestión calórica a través del ayuno.[14]

Repito, si algo ayuda a nuestro cerebro, ¡verdaderamente debemos hacerlo! Trabajar desde un acercamiento preventivo es mucho mejor para nuestro cerebro que esperar hasta que la situación sea extrema. El hecho de que el ayuno intermitente, y el ayuno en general, ha demostrado jugar un rol relevante en ayudar a detener, a retrasar o incluso a revertir las enfermedades neurodegenerativas como el Alzheimer, la enfermedad de Huntington y la de Párkinson debería ser razón suficiente para actuar ahora.[15]

Beneficio 3: Mejorada resistencia a la insulina

El valor añadido de reducir la resistencia a la insulina como un resultado del ayuno intermitente puede no sonar tan importante, pero podría sorprenderse al enterarse de cuán vital es realmente lo que llamamos "resistencia a la insulina".

Cualquiera que tenga diabetes tipo 2 o que es prediabético ya sabe que la insulina es importante. Sin embargo, la insulina no solo es importante para los diabéticos. La razón exacta por la que las personas tienen diabetes tipo 2 se debe a que su cuerpo se ha vuelto resistente a la insulina.

ES UN HECHO

Una prueba de Hemoglobina A1C (HbA1C) ayuda a determina el nivel de control promedio del azúcar en la sangre de un paciente. Su número de HbA1C debería ser 5.6 o menos, siendo 5.0 el óptimo. ¿Sabe cuál es su número HbA1C?

Lo que sucede es esto: Se necesitan niveles de insulina en la sangre cada vez más altos para unirse a los receptores de insulina en la superficie de las células para que el azúcar pueda entrar a las células. Como un candando oxidado, los receptores de insulina no pueden trabajar eficientemente. La llave (insulina) aún cabe en el candado. Sin embargo, hablando de manera figurada, no da la vuelta fácilmente, se requiere de mucho meneo e intentos repetidos con montones de otras llaves (más insulina) antes de que el candado finalmente se abra.

El ayuno intermitente, hablando de manera figurada, limpia el óxido de los candados, haciendo que los receptores de insulina puedan recibirla (la llave) y, por consiguiente, haciendo que todo el proceso funcione mucho más eficientemente. Lo que usted quiere es un candado limpio y una sola llave (niveles más bajos de insulina). Es eficiente, rápido, fácil y bueno para su cuerpo.

Todo ser vivo, sea diabético o no, requiere insulina para sobrevivir. Mientras menor sea la cantidad de insulina necesaria para lograr la transferencia del azúcar hacia el interior de la célula, estará mejor en maneras innumerables.

Entonces, ¿cómo puede ayudar el ayuno intermitente a mejorar la resistencia a la insulina?

Primero, tener sobrepeso o ser obeso es una causa principal para que la gente desarrolle diabetes tipo 2.[16] El hecho de que aproximadamente un 71.6 por ciento de los adultos en Estados Unidos tienen sobrepeso y que un 39.8 por ciento son obesos, según los Centros de control y prevención de enfermedades (CDC),[17] significa que la resistencia a la insulina es importante para más personas de lo que podríamos imaginar y estos índices de obesidad y sobrepeso aumentan año con año.

Como si lesionar al cuerpo no fuera suficiente, la diabetes también impacta sus finanzas. Según la Asociación americana contra la diabetes, hasta el 2017, el costo *anual* de tratar la diabetes en Estados Unidos era cerca de US$327 mil millones, lo que incluía el tratamiento médico y la productividad perdida.[18] Repito, el costo es por año y, simplemente, está empeorando.

La epidemia de obesidad está empujando a la epidemia de diabetes, y todo tiene que ver con la resistencia a la insulina. Eso se debe a que cada libra que se añade hace un poco más difícil que las células funcionen de manera óptima.

Hombres: si su cintura mide más de 102 centímetros (40 pulgadas) alrededor del ombligo, probablemente sea resistente a la insulina. Mujeres: si su cintura mide más de 89 centímetros (35 pulgadas) alrededor del ombligo, usted también tiene probabilidad de ser resistente a la insulina. La resistencia a la insulina lleva generalmente a la prediabetes, y luego de años de tener prediabetes puede llevarle a la diabetes tipo 2.

La insulina es importante para todos porque esta les permite a las células recibir azúcar. Pero si su cuerpo es resistente a la insulina, se hace más difícil que el azúcar entre en las células. En un esfuerzo para llevar al azúcar dentro de las células, su páncreas libera cada vez más insulina, con la esperanza de que eso ayude. Con el tiempo, esto resulta en que el azúcar permanezca en su sangre porque no puede entrar en la célula. Esto le provoca sed y hace que orine en exceso, ambos son señales de diabetes. En esta manera, la resistencia creciente a la insulina hace que suban los niveles de azúcar en la sangre, y eso significa generalmente que se avizora la prediabetes o la diabetes tipo 2.

Si la resistencia a la insulina pasa sin control o se maneja mal durante muchos años, el daño a las células beta en el páncreas (las células que producen insulina) podría ser permanente, entre otras cosas, resultando en la necesidad de inyecciones de insulina.

ES UN HECHO

Mientras más tiempo tenga diabetes tipo 2, mayor es el riesgo de dañar las células beta en su páncreas, el cual produce la insulina que su cuerpo necesita. Afortunadamente, si la diabetes se descubre lo suficientemente a tiempo, usted puede volver a sensibilizar estos receptores de insulina al punto en que no necesitará inyectarse insulina.[19]

¡La buena noticia es que la diabetes tipo 2 es curable! He ayudado a miles de pacientes a revertir y curar su diabetes tipo 2. El ayuno intermitente puede jugar un rol importante en ayudarle a mantener sus células sensibles a la insulina que su cuerpo produce.[20]

En conjunto, el ayuno intermitente reduce el riesgo de la diabetes tipo 2 debido a la pérdida de peso y menor resistencia a la insulina.[21]

La batalla aumento de peso/resistencia a la insulina siempre está conectada. Por esa misma razón, el ayuno intermitente se recomienda para aquellos en riesgo de diabetes.[22] Si usted ya es diabético tipo 2, yo lo recomiendo aún más.

Ahora bien, ¿la pérdida de peso disminuye la resistencia a la insulina, o menor resistencia a la insulina provoca la pérdida de peso? La respuesta es sí, porque funciona en ambas vías, el cambio positivo más grande es un resultado directo de pérdida de peso.

ES UN HECHO

Los niveles de insulina disminuyen cuando usted no come.

Ya sabemos que los índices de diabetes tipo 2 (entre otras enfermedades) están aumentando y están directamente relacionados con la epidemia de obesidad. Entonces, perder peso ayudará naturalmente a reducir los índices de esta enfermedad.

Tan obvio como puede parecer, si usted no está comiendo, su cuerpo no necesita producir mucha insulina y sus niveles de insulina bajan. Después de aproximadamente doce horas de no comer, a su cuerpo se le acaba el azúcar (glicógeno almacenado) para quemar como energía y empieza a quemar grasa y produce cetonas, lo que le ayuda a perder peso. Durante este tiempo de ayuno, los niveles de insulina disminuidos pueden, a su vez, hacer que las células liberen y, por lo tanto, quemen sus azúcares almacenados (glicógeno) como energía.[23]

Mientras más rápido se acaban los azúcares, más rápido puede su cuerpo empezar a quemar grasa como energía. Por eso, menos resistencia a la insulina puede estimular cualquier esfuerzo por perder peso.

Con el paso de los años, he ayudado a miles de diabéticos tipo 2 y prediabéticos a revertir sus síntomas y he visto los niveles de hemoglobina A1C partidos a la mitad. Con la dieta de la zona keto, el ayuno intermitente y algo de ejercicio (así como también tratamiento hormonal y suplementos para algunos) estos pacientes han podido librarse de todos los medicamentos, perder peso y restaurar su cuerpo a un estado saludable.

Si una persona ha tenido diabetes tipo 2 por más de quince años, es más difícil revertir la resistencia a la insulina, ya que las células beta que producen insulina en el páncreas han sido dañadas. Sin embargo, la mejoría marcada y los muchos beneficios de salud del ayuno intermitente todavía pueden hacer un impacto sorprendente en aquellos que sufren de la diabetes tipo 2.

Beneficio 4: Niveles de energía estimulados

Al igual que ayunar durante periodos más largos, el ayuno intermitente desata algo en nuestro cuerpo llamado autofagia. Este es el proceso de su cuerpo para limpiarse de las células viejas y remover las proteínas anormales y los desechos celulares acumulados en su sistema. Básicamente, es como limpiar la casa, donde se tira la mayor parte de la basura celular.

El proceso de autofagia hace más que sacar la basura y dejar las cosas ordenadas. Al limpiarse de las células viejas y remover las proteínas anormales, la mitocondria que reside en cada célula también se limpia.[24] En sus células, es responsabilidad de la mitocondria producir ATP, que es la divisa de energía de su cuerpo.

De manera interesante, el músculo de su corazón tiene más mitocondrias que cualquier otro músculo de su cuerpo porque su corazón nunca deja de bombear. Sus músculos esqueléticos también tienen muchas mitocondrias, al igual que su hígado. Sin embargo, el tejido graso almacenado tiene muy pocas debido a que muy poco metabolismo se lleva a cabo allí.[25]

Cuando a las mitocondrias se les limpia de las proteínas anormales y de la basura celular, este proceso de revitalización provoca una función mitocondrial mejorada, y eso se traduce en más energía para su cuerpo.[26]

Es exactamente como un arbusto floreciente que ha sido descuidado. Pero que, después de que usted lo poda para quitarle las flores, las hojas y los tallos muertos, el arbusto vuelve a florecer. Aparecen nuevas flores y la planta está sana y feliz.

Si se pregunta por qué las mitocondrias necesitan ser limpiadas, la razón es sencilla: edad. Culpe al proceso de envejecimiento, lo que nos afecta a todos. Los radicales libres y las enfermedades dañan más nuestras mitocondrias.

A medida que envejecemos, las mitocondrias se dañan, y nosotros acumulamos desperdicios celulares. Esto retrasa la producción de ATP de nuestro cuerpo, que es nuestra divisa energética.

Este retraso es dolorosamente obvio. Compare a los pacientes jóvenes que vienen a mi clínica (llenos de energía, con un brinco en sus pasos, sintiéndose magníficamente) con los pacientes mayores (sesenta, setenta u ochenta años), y los síntomas de lo que los mayores se quejan son *exactamente* lo que los jóvenes tienen en abundancia.

Con cada década que pasa, la producción de energía disminuye generalmente. He visto pacientes a la edad de sesenta años que llegan arrastrándose a mi clínica. Después de los setenta, su energía es generalmente más baja, y después de los ochenta, muchas veces a ellos difícilmente les queda algo de energía.

ES UN HECHO

¿Anda cada vez con menos energía? Sus mitocondrias podrían necesitar limpieza, lo que sucede con el ayuno intermitente.

¡Son las mitocondrias las que no están produciendo la energía que su cuerpo necesita!

Cuando mi nieto tenía tres años, entramos a una tienda de departamentos. Él se quedó casualmente detrás de un anciano (creo que tenía unos 80 años), quien estaba paseando lentamente en la tienda. Mi nieto estaba frustrado. Se acercó al hombre y, con las manos en la cintura, le dijo: "¿Por qué es tan lento? Usted es más lento que una tortuga". El anciano se rio y dijo: "Hijo, se debe a que soy muy viejo". Me disculpé con el hombre, pero él volvió a reír, diciendo: "Los niños son brutalmente sinceros".

ES UN HECHO

La autofagia, tan compleja como suena, es como limpiar la casa en la célula o como encender su horno celular en modo de autolimpieza. Esta remoción de las células muertas y viejas y de las proteínas en su cuerpo sucede cuando ayuna. Los beneficios incluyen pérdida de peso, mayor energía, menos inflamación, un sistema inmunológico mejor, retraso en el envejecimiento y mucho más.

No hace mucho, tuve un paciente que viajaba mucho a otros países como misionero. Él tenía más o menos setenta y cinco años, tenía un poco de sobrepeso, y estaba tomando muchas medicinas que estaban arrebatándole su energía. Estaba tan desanimado que quería dejar de hacer lo que le encantaba hacer, que era enseñar, predicar y ministrar a los demás.

Después de conocernos, lo puse en una dieta de la zona keto y le recomendé ayuno intermitente solamente una vez por semana. Él dijo: "Eso es muy fácil; quiero hacerlo todos los días". Dentro de unos pocos meses de este régimen, su energía había vuelto. Dijo que se sentía nuevamente como un hombre joven, y su itinerario de viajes, increíblemente ocupado, es prueba de que está funcionando.

El ayuno intermitente ayuda a retirar el daño celular, lo que ayuda a reparar y restaurar la mitocondria dañada. Eso estimula la producción de ATP, dándole a usted energía, vitalidad y estamina incrementadas.[27]

HABLEMOS DE ALIMENTOS

¿Qué come y cuándo al hacer un ayuno intermitente? Algunos dicen que coma lo que come usualmente cuando no está ayunando. Otros permiten ciertos refrigerios durante el ayuno; otros más, dicen que solo tome agua o bebidas sin calorías. Algunos dicen que no desayune o no cene, aunque otros prefieren comer sus tres comidas de todos modos, justo dentro de esa ventana más pequeña de tiempo. Aun otros prefieren un acercamiento más tradicional al ayuno, pasando varios días sin alimento.

Usted tiene la oportunidad de elegir el plan de ayuno que prefiera.

También tiene la oportunidad de elegir lo que comerá. Yo recomiendo seguir el plan 16/8, así como también comer (dentro de la ventana de ocho horas) los muchos alimentos deliciosos listados en el apéndice C.

En lo personal, mientras ayuno, he hallado que el café con aceite MCT es un buen desayuno, seguido por un almuerzo y cena de sopas hechas en casa que incluyen grasas o aceites saludables. Los refrigerios como los tallos de apio con mantequilla de almendra, los aguacates, las zanahorias con nueces son muy buenos para sustentarme a lo largo del día.

El poder del ayuno intermitente es suyo

El ayuno intermitente es una manera fabulosa para obtener los muchos beneficios del ayuno. Sí, es un ayuno parcial, ¡pero hace maravillas! Hágalo parte de su estilo de vida con prioridad en la salud.

Después de todo, ¿quién no quiere estas ventajas?

- Menos peso
- Función cerebral mejorada
- Resistencia a la insulina mejorada
- Energía incrementada

Virtualmente, cada paciente que viene a mi clínica tiene una enfermedad, un padecimiento o un síntoma que está directamente relacionado a una de estas cuatro áreas. Cada paciente, no solo quiere estos beneficios, sino que también los *necesita*.

El ayuno intermitente también puede ayudar a pacientes que tienen síntomas o una historia familiar de Parkinson, Alzheimer, demencia y disfunción de la memoria asociada con la edad. Uno de mis pacientes era un corredor de bienes raíces, pero su demencia leve lo obligó a renunciar a su trabajo. Él sentía que estaba constantemente en una bruma cerebral; y mostrarles la casa equivocada a sus compradores potenciales fue el fin de su negocio.

Empezó la dieta de La zona Keto, e incrementamos su testosterona a niveles óptimos. Pero fue el ayuno intermitente lo que realmente le trajo la claridad mental que necesitaba. Su esposa observó que, en cuestión de seis semanas de ayuno intermitente, su bruma cerebral desapareció y su mente volvió a ser ágil. Y regreso a su negocio de bienes raíces.

Tome ventaja del ayuno intermitente, y póngalo a funcionar en su vida.

¡Estará feliz de haberlo hecho!

CONCLUSIÓN

ONFÍO EN QUE ha descubierto que ayunar es una herramienta poderosa para la salud, la limpieza, la fuerza y el poder.

Ayunar es una manera excelente de darle a su cuerpo el regalo de la salud, la sanidad, la vitalidad renovada, la longevidad y una espiritualidad más profunda.

En este programa de ayuno hemos hablado ampliamente de los beneficios maravillosos de limpiar el cuerpo a través del ayuno. Y le he ayudado a entender los muchos beneficios, incluyendo los físicos, de llevar un estilo de vida de ayuno.

Le recomiendo que decida ayunar periódicamente para propósitos de desintoxicación y que considere el ayuno intermitente más como un estilo de vida.

Si pasó por el programa de ayuno de veintiocho días, ¡felicitaciones! Lo elogio por su diligencia y valor para establecer un nuevo plan de estilo de vida con prioridad en la salud para una salud buena y continua para usted y su familia.

Una vez que usted se acostumbre al ayuno intermitente o a ayunar durante dos o tres días, puede decidir hacer de eso una forma de vida, o puede optar por incrementar un poco ese tiempo.

PRODUCTOS NUTRICIONALES RECOMENDADOS

DIVINE HEALTH PRODUCTS

964 International Parkway, Suite 1630
Lake Mary, FL 32746
Teléfono: (407) 732-6952
Sitio Web: www.drcolbert.com
Email: info@drcolbert.com
Suplementos:

- *Fermented Green Supremefood*: diez vegetales orgánicos fermentados, certificados por el USDA y seis hierbas fermentadas (incluyendo brotes de trigo, brotes de cebada, alfalfa, espirulina y clorela) con prebióticos, probióticos, fibra y enzimas. Con sabor a manzana y canela.

- *Red Supremefood*: nueve frutas orgánicas, certificadas por el USDA, con probióticos, prebióticos y fibra. Sabor delicioso.

- *Fibra Ketozone*: fibra deliciosamente saborizada, con prebióticos y probióticos que fortalecen la salud del tracto intestinal.

- *Beyond Biotics*: mi probiótico favorito y el que más recomiendo a mis pacientes.

Polvo fitonutriente es *Green Supremefood* y *Red Supremefood*

Enhanced Multivitamin (formas activas de vitaminas individuales y minerales quelantes) tome una tableta por la mañana.

Divine Health MCT Oil en polvo (vainilla francesa, avellana, chocolate, crema de coco o natural).

Cardo lechero 200mg, una cápsula dos veces al día.

N-acetilcisteína (NAC) 500 mg, una cápsula dos veces al día o MaxOne orgánico, una cápsula dos veces al día.

Prueba Alcat (para identificar sensibilidad alimenticia)

Sistemas de ciencia celular

Sitios Web: https://cellsciencesystems.com/patients/alcat-test/ y https://cellsciencesystems.com/providers/alcat-test/

La prueba mide reacciones de alimentos, químicos y otras sustancias no inducidas por IgE . "Alcat es una prueba de estimulación inmune, de laboratorio, en la que se estimula el conteo de glóbulos blancos del paciente con varias sustancias, incluyendo alimentos, aditivos, coloraciones, químicos, hierbas medicinales, alimentos funcionales, mohos y compuestos farmacéuticos... La prueba Alcat clasifica objetivamente la reacción del paciente a cada prueba de sustancias, de la siguiente manera: reactivo, reactivo limítrofe o no reactivo. Con base a estas clasificaciones, una dieta personalizada de eliminación/rotación se puede diseñar para eliminar eficazmente los detonantes específicos de la activación crónica del sistema inmunológico".[1]

RECETAS PARA DESINTOXICACIÓN

A DIFERENCIA DE LO que mucha gente piensa, el café contiene una cantidad más abundante de antioxidantes que la mayoría de otros alimentos o bebidas. Los científicos han identificado cerca de mil antioxidantes en granos de café sin procesar y muchos más (cientos) durante el proceso de tueste. Muchos estudios han descubierto que el café es una importante fuente dietética de antioxidantes para los sujetos de dichos estudios. El café también ayuda a desintoxicar el hígado, y los enemas de café se han utilizado en muchas clínicas contra el cáncer durante décadas debido a su capacidad de desintoxicar el hígado y de estimular el glutatión antioxidante. El café puede ayudar a prevenir la enfermedad de Alzheimer (un estudio halló que tomar de tres a cinco tazas de café al día estaba asociado con un descenso del 65 por ciento de riesgo) y la enfermedad de Parkinson. También ayuda a prevenir la diabetes tipo 2, la cirrosis y el cáncer hepático; además, reduce el riesgo de desarrollar gota y ayuda a prevenir la depresión.[1]

Es más, según un estudio en Holanda, los bebedores moderados de café (de dos a cuatro tazas al día) tuvieron un 20 por ciento de riesgo más bajo de enfermedad cardíaca en comparación a los que beben poco, demasiado o nada de café.[2] El café también estimula la memoria de corto plazo y frena su apetito.[3]

Yo recomiendo café orgánico preparado con agua alcalina. Le añado una medida de polvo de aceite MCT a mi café, lo que ayuda a reducir el apetito y estimula la producción de energía y claridad mental.

Si no le gusta el café, también puede tomar té negro o verde, ya sea frío o caliente. Añádale una medida de polvo de aceite MCT. (Vea el apéndice A).

También recomiendo consumir una cucharadita (nivelada o colmada) de polvo de hoja de Psilo o fibra keto en cuatro onzas de agua u otro tipo de bebida, como café o té, una vez al día. (Vea el apéndice A).

RECETAS PARA LAS SEMANAS 1-3

Cuando prepare las recetas de esta sección, tome en cuenta algunos lineamientos generales: Utilice solamente ingredientes orgánicos, frescos, a menos que se indique lo contrario. Si se sugieren alimentos en lata, lea las etiquetas cuidadosamente. Utilice siempre especias "no irradiadas".

RECETAS PARA SMOOTHIES

Smoothie de frambuesas

> 1 taza de leche de coco o almendra sin azúcar (o agua alcalina)
>
> ½ - 1 taza de hielo
>
> ¼ - ½ taza de frambuesas (frescas o congeladas)
>
> 2 cucharadas de aceite de aguacate exprimido en frío, de nuez de macadamia o de almendra
>
> ¼ - ½ cucharadita de Stevia orgánica

Combine todos los ingredientes en una licuadora hasta lograr una consistencia suave y cremosa.

Smoothie de arándanos

> 1 taza de leche de coco o almendra sin azúcar (o
> agua alcalina)
> ½ - 1 taza de hielo
> ¼ - ½ taza de frambuesas (frescas o congeladas)
> 2 cucharadas de aceite de aguacate exprimido en
> frío, de nuez de macadamia o de almendra
> ¼ - ½ cucharadita de Stevia orgánica

Combine todos los ingredientes en una licuadora hasta lograr una consistencia suave y cremosa.

Smoothie de fresas

> 1 taza de leche de coco o almendra sin azúcar (o
> agua alcalina)
> ½ - 1 taza de hielo
> ¼ - ½ taza de fresas (frescas o congeladas)
> 2 cucharadas de aceite de aguacate exprimido en
> frío, de nuez de macadamia o de almendra
> ¼ - ½ cucharadita de Stevia orgánica

Combine todos los ingredientes en una licuadora hasta lograr una consistencia suave y cremosa.

Smoothie de moras

> 1 taza de leche de coco o almendra sin azúcar (o
> agua alcalina)
> ½ - 1 taza de hielo
> ¼ - ½ taza de frambuesas (frescas o congeladas)
> 2 cucharadas de aceite de aguacate exprimido en
> frío, de nuez de macadamia o de almendra
> ¼ - ½ cucharadita de Stevia orgánica

Combine todos los ingredientes en una licuadora hasta lograr una consistencia suave y cremosa.

Smoothie de limón amarillo

> 1 taza de leche de coco o almendra sin azúcar (o
>   agua alcalina)
> ½ - 1 taza de hielo
> Jugo de ½ - 1 limón amarillo
> 2 cucharadas de aceite de aguacate exprimido en
>   frío, de nuez de macadamia o de almendra
> ¼ - ½ cucharadita de Stevia orgánica

Combine todos los ingredientes en una licuadora hasta lograr una consistencia suave y cremosa.

Smoothie de limón verde

> 1 taza de leche de coco o almendra sin azúcar (o
>   agua alcalina)
> ½ - 1 taza de hielo
> Jugo de ½ - 1 limón verde
> 2 cucharadas de aceite de aguacate exprimido en
>   frío, de nuez de macadamia o de almendra
> ¼ - ½ cucharadita de Stevia orgánica

Combine todos los ingredientes en una licuadora hasta lograr una consistencia suave y cremosa.

Smoothie de cerezas

> 1 taza de leche de coco o almendra sin azúcar (o
>   agua alcalina)
> ½ - 1 taza de hielo
> ½ taza de cerezas (frescas o congeladas)
> 2 cucharadas de aceite de aguacate exprimido en
>   frío, de nuez de macadamia o de almendra

¼ - ½ cucharadita de Stevia orgánica

Combine todos los ingredientes en una licuadora hasta lograr una consistencia suave y cremosa.

Recetas para ensaladas

Ensalada del Dr. Colbert

2-4 tazas de lechuga romana, cortada

3 cebollines, picados

1 rama de apio, picada

1 remolacha, picada

1 zanahoria, pelada y picada

½ aguacate grande, en trozos

½ taza de hongos (champiñones) en trozos

¼ de taza de nueces, picadas

Aderezo

2-3 cucharadas de aceite de oliva extra virgen

2-3 cucharadas de vinagre de manzana

Sal de mar y pimienta al gusto

Mezcle los ingredientes del aderezo en un tazón pequeño. En un tazón grande mezcle todos los ingredientes de la ensalada con el aderezo.

Ensalada de espinaca con fresas

2-4 tazas de espinaca

¼ - ½ taza de fresas en trocitos

2 cebollines, picados

1 rábano, en rodajas delgadas

½ pepino, pelado, sin semillas y en rodajas

¼ taza de pecanas picadas

Aderezo

> 2-3 cucharadas de aceite de oliva extra virgen
>
> 2-3 cucharadas de vinagre balsámico

Mezcle los ingredientes del aderezo en un tazón pequeño. En un tazón grande mezcle todos los ingredientes de la ensalada con el aderezo.

Ensalada de vegetales y kale

> 2-4 tazas (comprimidas) de hojas de kale, rasgadas,
>   sin tallo
>
> Herbamare (o sal de mar) al gusto
>
> 1 rábano, en rodajas delgadas
>
> ½ aguacate grande, en trozos
>
> ½ pepino inglés, sin semillas y cortado en trozos
>
> 1 rama de apio, en trozos
>
> ⅓ taza de cebolla roja, picada

Aderezo

> 2-3 cucharadas de jugo de limón fresco
>
> 2-3 cucharadas aceite de cáñamo, linaza o aguacate

Coloque el kale en un tazón grande y rocíelo con el aderezo. Muévalo hasta que todas las hojas de kale estén cubiertas. Sazone con Herbamare (sal de mar) y déjelo reposar para que el kale se marine.

Mientras la ensalada se marina, corte el rábano, el aguacate, el pepino, el apio y la cebolla. Mezcle los vegetales con el kale. Rocíe con semillas de cáñamo (opcional) y sirva.

Ensalada de repollo de la zona de ayuno

> ¼ - ½ taza de mayonesa de aceite de aguacate
>
> 2 cucharadas de vinagre de manzana
>
> Sal Kosher y pimienta negra recién molida, al gusto
>
> ½ repollo grande, verde, finamente cortado
>
> 3 zanahorias grandes, peladas y ralladas

2 ramas de apio, picado

¼ - ½ de cebolla morada, picada

En un tazón grande, bata a mano la mayonesa de aceite de aguacate y el vinagre de manzana. Sazone al gusto con sal kosher y pimienta recién molida. Añada el repollo, las zanahorias, el apio y la cebolla morada, y mezcle todo muy bien. Cubra y refrigere hasta el momento de comer.

Ensalada de arúgula y espárragos

6-8 espárragos

2-4 tazas de arúgula

1 zanahoria, pelada y rallada

1 rábano, en rodajas delgadas

¼ de cebolla morada, picada

½ de taza de hongos (champiñones) en trocitos

Aderezo

3 cucharadas de aceite de oliva extra virgen

2-3 cucharadas de jugo de limón recién exprimido

Sal de mar y pimienta negra recién molida al gusto

Corte y deseche los extremos duros de los espárragos. Corte los espárragos a lo largo, formando cintas delgadas. Combine los espárragos con los demás ingredientes de la ensalada en un tazón grande. Mezcle los ingredientes del aderezo en un tazón pequeño. Añada el aderezo a la ensalada y mézclela bien.

Ensalada de berro y aguacate

2 cucharadas de jugo de limón recién exprimido

½ cebolla escalonia (chalote) molida

2 cucharadas de aceite de oliva extra virgen

¼ de cucharadita de albahaca

Sal de mar y pimienta negra recién molida al gusto

1 manojo de berro, sin los tallos gruesos

1 aguacate, cortado en gajos

¼ de taza de pecanas picadas

En un tazón grande, combine el jugo de limón y la cebolla escalonia. Deje reposar por 10 minutos. Bata a mano el aceite de oliva, la albahaca, la sal y la pimienta junto con la cebolla y el limón. Añada el berro, el aguacate y las pecanas al aderezo y mezcle bien.

Recetas para sopa

Sopa agridulce de La zona de ayuno

5 hongos shiitake secos

5 hongos tipo orejas de Judas, secos

2 tazas de caldo de hueso

1 taza de agua

1 cucharada de jengibre, triturado

1 cucharadita de ajo, triturado

¼ taza de vinagre de arroz

½ taza de cebollines, picados

4 cucharadas de aceite de oliva extra virgen o aceite
de aguacate

Rehidrate los hongos hirviéndolos en agua durante unos 10 minutos o hasta que estén suaves. Escurra los hongos, córtelos en rodajas finas y póngalos a un lado (si se desea, conserve el agua de los hongos y úsela en lugar del agua del siguiente paso para darle más sabor. Si quedan residuos de los hongos en el agua, cuele el agua y elimine los residuos antes de añadir el agua al caldo).

Combine el caldo, el agua (de los hongos o agua adicional), el jengibre y el ajo en una olla sopera. Caliente hasta que hierva a fuego medio alto. Agregue los hongos y cocine a fuego lento durante 5 minutos. Añada el vinagre y lleve nuevamente a punto de ebullición. Reduzca la llama y cocine a fuego lento durante varios minutos hasta que la sopa espese ligeramente, revolviéndola con frecuencia.

Sirva la sopa en tazones y agregue los cebollines y el aceite de oliva o de aguacate.

Sopa de alcachofas y hongos

2-3 cucharadas de aceite de oliva extra virgen
½ cebolla amarilla, picada
3 dientes de ajo, picados
Sal de Himalaya y pimienta negra recién molida, al gusto
3 tazas de caldo de pollo
5-6 corazones de alcachofa
1-2 manojos de espinaca fresca, picada (opcional)
1 taza de hongos picados
2 ramas de apio, picadas
1 pizca de tomillo

En una olla grande, caliente el aceite de oliva a fuego medio. Añada la cebolla y cocine hasta que esté suave. Agregue ajo, sal y pimienta y cocine durante un minuto adicional. Añada el caldo de pollo y hierva a fuego lento. Añada los corazones de alcachofas, la espinaca (opcional), hongos, apio, y tomillo. Deje hervir durante 10 a 12 minutos.

Sopa de verduras y aguacate

8 cucharadas de aceite de aguacate
1 taza de puerros en rodajas (solo la parte blanca)
2 dientes de ajo, triturados
4 tazas de caldo de pollo
3 zanahorias grandes, peladas y picadas
3 tallos de apio, picados
½ repollo, picado
½ - 1 taza de hongos picados
½ cucharadita de albahaca

½ cucharadita de tomillo

Sal de Himalaya y pimienta negra recién molida, al
gusto

1 aguacate, en gajos delgados

En una olla grande, caliente el aceite de aguacate a fuego bajo. Añada los puerros y el ajo, y saltee hasta que empiecen a suavizarse. Añada el caldo de pollo y suba el fuego hasta que hierva. Añada las zanahorias, el apio, el repollo, los hongos, la albahaca, el tomillo, la sal y la pimienta. Cubra y hierva a fuego lento hasta que los vegetales estén suaves. Decore con los gajos de aguacate.

Sopa de vegetales desintoxicante

8 cucharadas de aceite de aguacate

1 taza de puerro, picado

1 cucharadas de ajo, triturado

Sal de Himalaya al gusto

4 tazas de caldo de pollo

1 zanahoria mediana, pelada y picada

1 tallo de apio, picado

1 taza de brócoli fresco, picado

¼ taza de perejil fresco, picado, firmemente com-
pactada

1-2 cucharaditas de jugo de limón recién exprimido

½ cucharadita de pimienta negra recién molida

Decoración (opcional)

Perejil fresco

Jugo de limón recién exprimido

Caliente el aceite en un sartén grande a fuego bajo. Agregue el puerro y el ajo, y saltee durante 2-3 minutos. Sazone con sal al gusto.

Agregue el caldo, la zanahoria, el apio, el brócoli, el perejil, el jugo de limón y la pimienta. Cuando hierva, reduzca el fuego y deje que continúe hirviendo durante una hora.

Con un cucharón, sirva la sopa en tazones y rocíe ligeramente con el jugo de limón. Adorne con perejil fresco picado (opcional).

Sopa de repollo desintoxicante

> 1 libra de repollo, picado
> 2 cebollas, picadas
> 2 dientes de ajo, triturados
> 2 tazas de caldo de res
> 4 cucharadas de aceite de oliva extra virgen
> Sal de Himalaya y pimienta al gusto
> Cilantro fresco, picado

Combine el repollo, cebollas y ajo en una olla grande. Agregue el caldo y el aceite de oliva, y sazone con sal y pimienta al gusto. Hierva hasta romper el primer hervor.

Reduzca el fuego y hierva hasta que los sabores estén mezclados, aproximadamente 20 minutos.

Cuidadosamente, transfiera la mitad de la sopa a la licuadora. Asegure la tapadera de la licuadora y cúbrala con una toalla limpia para evitar que la mezcla caliente se derrame. Licúe hasta lograr una textura suave y viértala en un tazón grande. Repita el procedimiento con la otra mitad de la sopa. Regrese la sopa licuada a la olla grande y caliéntela bien.

Sirva la sopa en tazones y adorne con cilantro y salsa picante al gusto.

Sopa cremosa de zanahoria y coco

> 2-3 zanahorias grandes, finamente picadas
> 1 cebolla, finamente picada
> 1 ½ cucharadita de curry en polvo
> 1 cucharadita de jengibre fresco, triturado
> 1 ¾ taza de caldo de hueso
> 6 cucharadas de aceite de oliva extra virgen o aceite

de aguacate

1 lata de 14 onzas de leche de coco

Sal de Himalaya al gusto

En una olla sopera, combine las zanahorias, la cebolla, el curry en polvo y el jengibre. Agregue el caldo y el aceite, y lleve a punto de ebullición. Reduzca el fuego y hierva hasta que las zanahorias estén suaves, aproximadamente 25 minutos. Retire del fuego y deje enfriar durante 10 minutos.

Transfiera cuidadosamente la mitad de la sopa a una licuadora. Asegure la tapadera de la licuadora y sosténgala con una toalla limpia para evitar que la mezcla se derrame. Licúe hasta lograr una textura suave y viértala en un tazón grande. Repita el procedimiento con la otra mitad de la sopa.

Regrese la sopa licuada a la olla grande y caliéntela y añada la leche de coco, moviendo constantemente. Sazone con sal y cocine hasta que esté bien caliente.

Si desea, sírvala caliente, y disfrútela. Si prefiere servirla fría, retírela del fuego y déjela enfriar a temperatura ambiente antes de refrigerarla. Una vez que la sopa esté fría, sírvala en tazones y disfrútela.

NOTA: La sopa se espesará al enfriarse, así que si la sirve fría, utilice más caldo antes de licuarla.

Jugos de frutas y verduras

Cocktail de vegetales

2 zanahorias

2 tallos de apio

1 tallo de brócoli

½ taza de espinaca

1 limón amarillo con cáscara

Procese los ingredientes en un extractor de jugos. Luego, añada de 1-3 cucharadas al jugo. Mezcle y ¡disfrute!

Jugo de espinaca y apio

1 taza de espinaca
3 tallos de apio
2 limones amarillos, pelados

Procese los ingredientes en un extractor de jugos. Luego, añada de 1-3 cucharadas al jugo. Mezcle y ¡disfrute!

Jugo de manzana y zanahoria

3 zanahorias
2 tallos de apio
1 manzana verde (o manzana verde de la Abuela
   Smith)
½ limón verde con cáscara
Un puñado de berro

Procese los ingredientes en un extractor de jugos. Luego, añada de 1-3 cucharadas al jugo. Mezcle y ¡disfrute!

Jugo de frambuesas y kale

2 tallos de apio
½ limón amarillo con cáscara
½ taza de frambuesas
Un puñado de kale
Un puñado de repollo

Procese los ingredientes en un extractor de jugos. Luego, añada de 1-3 cucharadas al jugo. Mezcle y ¡disfrute!

Jugos de moras y brócoli

½ limón amarillo con cáscara
½ taza de moras
Un puñado de brócoli

Procese los ingredientes en un extractor de jugos. Luego, añada de 1-3 cucharadas al jugo. Mezcle y ¡disfrute!

Jugo de arándanos y diente de león

2 tallos de apio
½ limón verde con cáscara
½ taza de moras
Un puñado de hojas de diente de león
Un puñado de berro

Procese los ingredientes en un extractor de jugos. Luego, añada de 1-3 cucharadas al jugo. Mezcle y ¡disfrute!

ALIMENTOS RECOMENDADOS DURANTE EL AYUNO

P ARA LOS PRIMEROS sesenta días de ayuno, recomiendo no consumir carnes para nada. Es decir, tener una dieta vegetariana durante este tiempo. En su libro *The Plant Paradox* [La paradoja de plantas], el Dr. Steve Gundry comparte una lista de "alimentos aceptables" para comer al inicio de un ayuno. Aquí están algunos de los alimentos de dicha lista que le ayudará a su cuerpo mientras ayuna.[1]

Aceites:

- Oliva
- Coco
- Macadamia
- MCT
- Aguacate
- Perilla

- Nuez
- Palma
- Salvado de arroz
- Ajonjolí

Endulzantes:

- Stevia
- *Just Like Sugar* (raíz de achicoria)
- Inulina
- Fruta del monje
- Luo han guo
- Eritritol
- Xilitol

Nueces y semillas:

- Macadamia
- Nuez de nogal
- Pistachos
- Pecana
- Coco
- Avellana
- Castaña
- Nuez de Brasil
- Piñones
- Linaza

- Psylium

Harinas:

- Coco
- Almendra
- Avellana
- Ajonjolí
- Castaña
- Yuca
- Banano verde
- Camote
- Tapioca

Lácteos:

- Coco
- Yogurt feta
- Queso
- Queso de cabra/yogurt
- Queso de oveja/yogurt

Frutas:

- Aguacates
- Arándanos
- Frambuesa
- Moras
- Fresas

- Limón amarillo

- Limón verde

Vegetales

- Brócoli

- Coles de Bruselas

- Coliflor

- Bok choy

- Repollo

- Arúgula

- Berro

- Col

- Kale

- Kimchi

- Apio

- Cebolla

- Puerro

- Cebollín

- Cebolleta

- Achicoria

- Zanahoria

- Alcachofa

- Remolacha

- Rábano

- Cilantro

- Ocra

- Espárragos

- Ajo

- Hongos (champiñones)

- Lechuga romana

- Espinaca

- Perejil

- Albahaca

- Menta

- Alga marina

NOTAS

INTRODUCCIÓN

1. Ruth E. Patterson et al., *"Intermittent Fasting and Human Metabolic Health"*, Journal of the Academy of Nutrition and Dietetics 115, No. 8 (2015): 1203–1212, https://www.ncbi.nlm.nih.gov/pmc/articles/PMC4516560/.

2. James H. Catterson et al., *"Short-Term, Intermittent Fasting Induces Long-Lasting Gut Health and TOR-Independent Lifespan Extension"*, Current Biology 28, No. 11 (2018): 1714–1724.e4, https://www.ncbi.nlm.nih.gov/pmc/articles/PMC5988561/.

CAPÍTULO 1
LOS MUCHOS BENEFICIOS DEL AYUNO

1. *"How Exactly Does Your Body Lose Water?"*, The Water Guy, consultado el 10 de septiembre, 2019, https://www.waterguys.com/blog/body-lose-water/; Emily Wax, "Water in Diet," MedlinePlus, US National Library of Medicine, July 10, 2017, https://medlineplus.gov/ency/article/002471.htm.

2. Siim Land, *"Does Fasting Clear Toxins? Fasting and Detox"*, Siim Land, 19 de abril, 2019, https://siimland.com/does-fasting-clear-toxins-fasting-and-detox/.

3. Rachel Hynd y NaturallySavvy.com, *"Fasting Has Many Benefits for the Body"*, Chicago Tribune, 24 de febrero, 2015, https://www.chicagotribune.com/lifestyles/health/sns-green-effective-fasting-benfits-story.html; "Why Fast?", Steiner Health, consultado el 10 de septiembre, 2019, https://steinerhealth.org/health/fasting/.

4. Mark P. Mattson, Valter D. Longo, y Michelle Harvie, *"Impact of Intermittent Fasting on Health and Disease Processes"*, Ageing Research Reviews 39 (2017): 46–58, https://www.ncbi.nlm.nih.gov/pmc/articles/PMC5411330/.

5. Julie Sibbing, *"What's a Farm Without Fallow Fields?"*, entrevista por Alex Cohen, NPR Day to Day, 6 de mayo, 2008, https://www.npr.org/templates/story/story.php?storyId=90222485.

6. Natasha Gilani, *"The Effects of Synthetic Fertilizers"*, SF Gate, consultado el 10 de septiembre, 2019, https://homeguides.sfgate.com/effects-synthetic-fertilizers-45466.html.

7. Don Colbert, *Libérese de las toxinas* (Lake Mary, FL: Casa Creación, 2011).

8. *"Phase 1 and 2 Liver Detoxification"*, Digestive (Liver Detox, Nutrition, Weight Loss), CaraHealth, consultado el 23 de septiembre, 2019, https://www.carahealth.com/health-articles/digestive-liver-detox-nutrition-weight-loss/phase-1-2-liver-detoxification; *"Allergies"*, Liver Doctor, consultado el 23 de septiembre, 2019, https://www.liverdoctor.com/allergies/.

9. Shanshan Kong, Yanhui H. Zhang, y Weigiang Zhang, *"Regulation of Intestinal Epithelial Cells Properties and Functions by Amino Acids"*, BioMed Research International, Identificación del artículo 2819154, 2018, https://www.hindawi.com/journals/bmri/2018/2819154/.

10. Enrique Cadenas y Kelvin J. A. Davies, *"Mitochondrial Free Radical Generation, Oxidative Stress, and Aging"*, Free Radical Biology and Medicine 29, No. 3–4 (agosto 2000): 222–230, https://www.sciencedirect.com/science/article/pii/S0891584900003178?via%3Dihub.

11. Naomi Whittel, *"The 12 Important Benefits of Autophagy"*, Naomi Whittel, consultado el 17 de septiembre, 2019, https://www.naomiwhittel.com/the-12-important-benefits-of-autophagy/.

12. Mark Mattson, contado a Alexis Wnuk, *"How Does Fasting Affect the Brain?"*, Pregúntele al experto, BrainFacts, 13 de julio, 2018, https://www.brainfacts.org/thinking-sensing-and-behaving/diet-and-lifestyle/2018/how-does-fasting-affect-the-brain-071318.

13. Felice Gersh, *"The Unexpected Benefits of Fasting: 3. Clearer Skin"*, Thrive Global, 29 de marzo, 2018, https://thriveglobal.com/stories/the-unexpected-benefits-of-fasting-3-clearer-skin/.

14. Jillian Levy, *"4 Steps to Achieve Proper pH Balance"*, Dr. Axe, 6 de julio, 2018, https://draxe.com/health/article/ph-balance/; Lien Ai Pham-Huy, Hua He, and Chuong Pham-Huy, "Free Radicals, Antioxidants in Disease and Health," International Journal of Biomedical Science 4, no. 2 (June 2008): 89–96, https://www.ncbi.nlm.nih.gov/pmc/articles/PMC3614697/.

15. Skidmore College, *"Diet Helps Shed Pounds, Release Toxins and Reduce Oxidative Stress"*, ScienceDaily, 11 de enero, 2017, https://www.sciencedaily.com/releases/2017/01/170111184102.htm.

16. Keld Kjeldsen, *"Hypokalemia and Sudden Cardiac Death"*, Experimental and Clinical Cardiology 15, No. 4 (2010): e96–e99, https://www.ncbi.nlm.nih.gov/pmc/articles/PMC3016067/.

CAPÍTULO 2
ADOPTE UN ESTILO DE VIDA DE AYUNO

1. Linlin Chen et al., *"Inflammatory Responses and Inflammation-Associated Diseases in Organs"*, Oncotarget 9, No. 6 (23 de enero, 2018): 7204–7218, https://doi.org/10.18632/oncotarget.23208; Mark Hyman, *"Autoimmune Disease: How to Stop Your Body From Attacking Itself"*, HuffPost, actualizado el 17 de noviembre, 2011, https://www.huffpost.com/entry/autoimmune-disease-how-to_b_283707; Donna Jackson Nakawaza, *The Autoimmune Epidemic: Bodies Gone Haywire in a World Out of Balance— and the Cutting-Edge Science That Promises Hope* (New York: Touchstone, 2008), xviii, https://books.google.com/books/about/The_Autoimmune_Epidemic.html?id=gx2apJ5MhtAC; Joseph Pizzorno, "Toxins From the Gut," Integrative Medicine: A Clinician's Journal 13, No. 6 (diciembre 2014): 8–11, https://www.ncbi.nlm.nih.gov/pmc/articles/PMC4566437/; *"Manifestations of Toxic Effects"*, Toxicology Information Brief, Extension Toxicology Network, septiembre 1993, http://pmep.cce.cornell.edu/profiles/extoxnet/TIB/manifestations.html; Mark Hyman, *"Is There Toxic Waste In Your Body?"*, Dr. Hyman, consultado el 1 de octubre, 2019, https://drhyman.com/blog/2010/05/19/is-there-toxic-waste-in-your-body-2/; James Greenblatt, *"The Role of Heavy Metals and Environmental Toxins in Psychiatric Disorders"*, The Great Plains Laboratory, Inc., 10 de julio, 2017, https://www.greatplainslaboratory.com/articles-1/2017/7/10/the-role-of-heavy-metals-and-environmental-toxins-in-psychiatric-disorders; Agency for Toxic Substances and Disease Registry, *"Chemicals, Cancer, and You"*, Centros de Control y Prevención de Enfermedades, consultado el 1 de octubre, 2019, https://www.atsdr.cdc.gov/emes/public/docs/Chemicals,%20Cancer,%20and%20You%20FS.pdf.

2. Chiara Townley, *"Intermittent Fasting May Help Fight Type 2 Diabetes"*, Medical News Today, 13 de octubre, 2018, https://www. medicalnewstoday.com/articles/323316.php.

3. Don Colbert, *La nueva cura bíblica para la diabetes* (Lake Mary, FL: Casa Creación, 2011).

4. Bartosz Malinowski et al., *"Intermittent Fasting in Cardiovascular Disorders—An Overview"*, Nutrients 11, No. 3 (20 de marzo, 2019): 673, https://www.ncbi.nlm.nih.gov/pmc/articles/PMC6471315/.

5. Intermountain Medical Center, *"Routine Periodic Fasting Is Good for Your Health, and Your Heart, Study Suggests"*, ScienceDaily, 20 de mayo, 2011, https://www.sciencedaily.com/ releases/2011/04/110403090259.htm.

6. Geri Piazza, *"Reduced-Calorie Diet Lowers Signs of Inflammatory Bowel Disease"*, NIH Research Matters, 12 de marzo, 2019, https://www.nih.gov/news-events/nih-research-matters/reduced-calorie-diet-lowers-signs-inflammatory-bowel-disease; Elizabeth Feuille et al., *"Inflammatory Bowel Disease and Food Allergies"*, Journal of Allergy and Clinical Immunology 135, No. 2, Suppl. (Febrero 2015): AB251, https://www.jacionline.org/article/S0091-6749(14)03541-6/fulltext.

7. Katharina Brandl y Bernd Schnabl, *"Is Intestinal Inflammation Linking Dysbiosis to Gut Barrier Dysfunction During Liver Disease?"*, Expert Review of Gastroenterology and Hepatology 9, No. 8 (2015): 1069–1076, https://www.ncbi.nlm.nih.gov/pmc/ articles/PMC4828034/.

8. Leila Abdelhamid y Xin M Luo, *"Retinoic Acid, Leaky Gut, and Autoimmune Diseases"*, Nutrients 10, No. 8 (3 de agosto, 2018): 1016, https://www.ncbi.nlm.nih.gov/pmc/articles/PMC6115935/; Andrea Picchianti-Diamanti et al., *"Analysis of Gut Microbiota in Rheumatoid Arthritis Patients: Disease-Related Dysbiosis and Modifications Induced by Etanercept"*, International Journal of Molecular Sciences 19, No. 10 (27 de septiembre, 2018): 2938, https://www.ncbi.nlm.nih.gov/pmc/articles/PMC6213034/.

9. G. P. Lambert et al., *"Effect of Aspirin Dose on Gastrointestinal Permeability"*, International Journal of Sports Medicine 33, No. 6 (junio 2012): 421–425, https://www.ncbi.nlm.nih.gov/ pubmed/22377941; Marcelo Campos, *"Leaky Gut: What Is It,*

and What Does It Mean for You?", Harvard Health Blog, 22 de septiembre, 2017, https://www.health.harvard.edu/blog/leaky-gut-what-is-it-and-what-does-it-mean-for-you-2017092212451.

10. Arndt Manzel et al., *"Role of 'Western Diet' in Inflammatory Autoimmune Diseases"*, Current Allergy and Asthma Reports 14, No. 1 (2014): 404, https://www.ncbi.nlm.nih.gov/pmc/articless/PMC4034518/.

11. World Health Organization, *The Global Burden of Disease: 2004 Update* (Geneva: World Health Organization, 2008), 32, https://www.who.int/healthinfo/global_burden_disease/GBD_report_2004update_full.pdf.

12. World Health Organization, *The Global Burden of Disease: 2004 Update* (Geneva: World Health Organization, 2008), 32, https://www.who.int/healthinfo/global_burden_disease/GBD_report_2004update_full.pdf.

13. J. Kjeldsen Kragh, *"Mediterranean Diet Intervention in Rheumatoid Arthritis"*, Annals of the Rheumatic Diseases 62, No. 3 (2003): 193–195, https://ard.bmj.com/content/annrheumdis/62/3/193.full.pdf; Chris Iliades, *"How to Eat Right When You Have Lupus"* Everyday Health, 6 de octubre, 2017, https://www.everydayhealth.com/lupus/eating-right-with-lupus.aspx.

14. Fiona MacDonald, *"Fasting Diet Has Been Shown to Ease Multiple Sclerosis Symptoms in Early Trial"*, Science Alert, 30 de mayo, 2016, https://www.sciencealert.com/early-evidence-suggests-that-fasting-like-diets-could-fight-autoimmune-conditions.

15. Shigeru Nakamura et al., *"Fasting Mitigates Immediate Hypersensitivity: A Pivotal Role of Endogenous D-beta-hydroxybutyrate"*, Nutrition & Metabolism 11 (28 de agosto, 2014): 40, https://www.ncbi.nlm.nih.gov/pmc/articles/PMC4190937/.

16. Don Colbert, The Bible Cure for Candida and Yeast Infections (Lake Mary, FL: Siloam, 2001).

17. Rebecca Stone, "Detox with the Brown Rice Diet," SpeedyReads.com, Medium, May 17, 2016, https://medium.com/@SpeedyReads/detox-with-the-brown-rice-diet-26e85c3ecf2b.

18. Lindsay Boyers, "7-Day Brown Rice Diet," LiveStrong, August 7, 2019, https://www.livestrong.com/article/502090-7-day-brown-rice-diet/.

19. Don Colbert, *La nueva cura bíblica para la presión alta* (Lake Mary, FL: Casa Creación, 2013).

20. Amy Welling, "*21 Foods That Trigger Mucus* Production (and 21 Foods That Reduce It)", Lung Institute, 26 de diciembre, 2017, https://lunginstitute.com/blog/21-foods-trigger-mucus-production-21-foods-reduce/.

21. Don Colbert, *La cura bíblica para el resfriado, la gripe y la sinusitis* (Lake Mary, FL: Casa Creación, 2009).

22. Corinne O'Keefe Osborn, "*The Link Between Antibiotics and Yeast Infections*", Healthline, 5 de marzo, 2019, https://www.healthline.com/health/yeast-infection-from-antibiotics; Jamie Eske, "What to Know About SIBO and Its Treatment," Medical News Today, 18 de febrero, 2019, https://www.medicalnewstoday.com/articles/324475.php.

CAPÍTULO 3
UN MUNDO LLENO DE TOXINAS

1. Jacqueline Krohn y Frances Taylor, *Natural Detoxification: A Practical Encyclopedia*, 2 Edición. (Vancouver, BC: Hartley & Marks, 2000), 189.

2. Krohn y Taylor, *Natural Detoxification*, 127.

3. "*The Many Sources of Drinking Water Pollution*", Environmental Working Group, consultado el 24 de septiembre, 2019, https://www.ewg.org/tapwater/sourcesofwaterpollution.php.

4. "*Toxic Chemicals Released by Industries This Year, Tons*", Worldometers, consultado el 9 de septiembre, 2019, http://www.worldometers.info/view/toxchem/.

5. K. L. Bassil et al., "*Cancer Health Effects of Pesticides: Systematic Review*", Canadian Family Physician 53, No. 10 (2007): 1704–1711, https://www.ncbi.nlm.nih.gov/pmc/articles/PMC2231435/.

6. Desert Research Institute, "*Lead Pollution in Arctic Ice Shows Economic Impact of Wars and Plagues for Past 1,500 Years*",

ScienceDaily, 8 de julio, 2019, https://www.sciencedaily.com/releases/2019/07/190708154038.htm; H. Abadin et al., *"6. Potential for Human Exposure"*, in Toxicological Profile for Lead (Atlanta, GA: Agency for Toxic Substances and Disease Registry, agosto 2007), https://www.ncbi.nlm.nih.gov/books/NBK158763/#S78.

7. Elmer M. Cranton, *ByPassing ByPass Surgery* (Charlottesville, VA: Hampton Roads, 2001, 2005), https://books.google.com/books?id=2eF8j-jlTwAC.

8. Arif Tasleem Jan et al., *"Heavy Metals and Human Health: Mechanistic Insight into Toxicity and Counter Defense System of Antioxidants"*, International Journal of Molecular Sciences 16, No. 12 (10 de diciembre, 2015): 29592–29630, https://www.ncbi.nlm.nih.gov/pmc/articles/PMC4691126/.

9. *"How Common Is Breast Cancer?"*, American Cancer Society, 8 de enero, 2019, https://www.cancer.org/cancer/breast-cancer/about/how-common-is-breast-cancer.html; *"Key Statistics for Prostate Cancer"*, American Cancer Society, 1 de agosto, 2019, https://www.cancer.org/cancer/prostate-cancer/about/key-statistics.html.

10. *"Criteria Air Pollutants"*, US Environmental Protection Agency, consultado el 24 de septiembre, 2019, https://www.epa.gov/criteria-air-pollutants.

11. Feng-You Lee et al., *"Carbon Monoxide Poisoning and Subsequent Cardiovascular Disease"*, Medicine (Baltimore) 94, No. 10 (marzo 2015): e624, https://www.ncbi.nlm.nih.gov/pmc/articles/PMC4602477/.

12. Donald Atwood y Claire Paisley-Jones, *Pesticides Industry Sales and Usage: 2008–2012 Market Estimates* (Washington, DC: United States Environmental Protection Agency, 2017), 10, https://www.epa.gov/sites/production/files/2017-01/documents/pesticides-industry-sales-usage-2016_0.pdf.

13. Michael C. R. Alavanja y Matthew R Bonner, *"Occupational Pesticide Exposures and Cancer Risk: A Review"*, Journal of Toxicology and Environmental Health: Part B, Critical Reviews 15, No. 4 (2012): 238–263, https://www.ncbi.nlm.nih.gov/pmc/articles/PMC6276799/

14. *"Public Health Statement: DDT, DDE, and DDD"*, Agency for Toxic Substances and Disease Registry, US Department of Health

and Human Services, septiembre 2002, https://www.atsdr.cdc.gov/ToxProfiles/tp35-c1-b.pdf.

15. *"Dichlorodiphenyltrichloroethane (DDT) Factsheet"*, National Biomonitoring Program, Centers for Disease Control and Prevention, 7 de abril, 2017, https://www.cdc.gov/biomonitoring/DDT_FactSheet.html.

16. Karen Feldscher, *"Pesticides Result in Lower Sperm Counts"*, Harvard Gazette, 30 de marzo, 2015, https://news.harvard.edu/gazette/story/2015/03/pesticides-result-in-lower-sperm-counts/; Wissem Mnif et al., *"Effect of Endocrine Disruptor Pesticides: A Review"*, International Journal of Environmental Research and Public Health 8, No. 6 (2011): 2265–2303, https://www.ncbi.nlm.nih.gov/pmc/articles/PMC3138025/.

17. Cheryl S. Watson et al., *"Xenoestrogens Are Potent Activators of Nongenomic Estrogenic Responses"*, Steroids 72, no. 2 (2007): 124–134, https://www.ncbi.nlm.nih.gov/pmc/articles/PMC1862644/.

18. Kimberly Holland y Heather Cruickshank, *"Signs and Symptoms of High Estrogen"*, Healthline, 20 de febrero, 2018, https://www.healthline.com/health/high-estrogen#complications.

19. Julia Phillips, *"Why Fruit Has a Fake Wax Coating"*, The Atlantic, 27 de abril, 2017, https://www.theatlantic.com/technology/archive/2017/04/why-fruit-has-a-fake-wax-coating/524619/; *"Eat the Peach, Not the Pesticide"*, Consumer Reports, 19 de marzo, 2015, https://www.consumerreports.org/cro/health/natural-health/pesticides/index.htm.

20. S. Panseri et al., *"Occurrence of Organochlorine Pesticides Residues in Animal Feed and Fatty Bovine Tissue"*, en Food Industry, editado por Innocenzo Muzzalupo (IntechOpen, 16 de enero, 2013), https://www.intechopen.com/books/food-industry/occurrence-of-organochlorine-pesticides-residues-in-animal-feed-and-fatty-bovine-tissue.

21. Ravindran Jayaraj, Pankajshan Megha, y Puthur Sreedev, *"Organochlorine Pesticides, Their Toxic Effects on Living Organisms and Their Fate in the Environment"*, Interdisciplinary Toxicology 9, Nos. 3–4 (2016): 90–100, https://www.degruyter.com/downloadpdf/j/intox.2016.9.issue-3-4/intox-2016-0012/intox-2016-0012.pdf.

22. Kagan Owens, Jay Feldman, y John Kepner, *"Wide Range of Diseases Linked to Pesticides"*, Pesticides and You 30, No. 2 (Verano 2010) 15–21, https://beyondpesticides.org/assets/media/documents/health/pid-database.pdf.

23. Tesifón Parrón et al., *"Association between Environmental Exposure to Pesticides and Neurodegenerative Diseases"*, Toxicology and Applied Pharmacology 256, No. 3 (noviembre 2011): 379–385, https://www.sciencedirect.com/science/article/pii/S0041008X1100175X?via%3Dihub.

24. *"Groundwater Facts"*, National Ground Water Association, consultado el 25 de septiembre, 2019, https://www.ngwa.org/what-is-groundwater/About-groundwater/groundwater-facts.

25. *"Technical Bulletin—Health Effects Information: Trihalomethanes"*, Environmental Toxicology Section, Oregon Department of Human Services, junio 2004, https://www.oregon.gov/oha/PH/HealthyEnvironments/DrinkingWater/Monitoring/Documents/health/thm.pdf.

26. *"Effect of Chlorination on Inactivating Selected Pathogen"*, Safe Water System, Centers for Disease Control and Prevention, 21 de marzo, 2012, https://www.cdc.gov/safewater/effectiveness-on-pathogens.html.

27. Stephen Gradus, *"Milwaukee, 1993: The Largest Documented Waterborne Disease Outbreak in US History"*, Water Quality and Health Council, 10 de enero, 2014, https://waterandhealth.org/safe-drinking-water/drinking-water/milwaukee-1993-largest-documented-waterborne-disease-outbreak-history/.

28. Sverre B. Holøs et al., *"VOC Emission Rates in Newly Built and Renovated Buildings, and the Influence of Ventilation—A Review and Meta-analysis"* International Journal of Ventilation 18, No. 3 (2019): 153–166, https://www.tandfonline.com/doi/full/10.1080/14733315.2018.1435026.

29. *"Volatile Organic Compounds' Impact on Indoor Air Quality"*, US Environmental Protection Agency, 6 de noviembre, 2017, https://www.epa.gov/indoor-air-quality-iaq/volatile-organic-compounds-impact-indoor-air-quality.

30. "Environmental Tobacco Smoke (ETS): General Information and Health Effects," Canadian Centre for Occupational Health

and Safety, February 3, 2017, https://www.ccohs.ca/oshanswers/psychosocial/ets_health.html.

31. Christian Nordqvist, "What Chemicals Are in Cigarette Smoke?," Medical News Today, July 13, 2015, https://www.medicalnewstoday.com/articles/215420.php; "Harmful Chemicals in Tobacco Products," American Cancer Society, April 5, 2017, https://www.cancer.org/cancer/cancer-causes/tobacco-and-cancer/carcinogens-found-in-tobacco-products.html.

32. "Effects of Skin Contact with Chemicals: What a Worker Should Know," National Institute for Occupational Safety and Health, US Department of Health and Human Services, August 2011, 8, https://www.cdc.gov/niosh/docs/2011-199/pdfs/2011-199.pdf.

33. Ana R. de Oliveira et al., "Chronic Organic Solvent Exposure Changes Visual Tracking in Men and Women," Frontiers in Neuroscience 11 (November 30, 2017): 666, https://www.ncbi.nlm.nih.gov/pmc/articles/PMC5714886/.

34. "Formaldehyde," National Cancer Institute, February 14, 2019, https://www.cancer.gov/about-cancer/causes-prevention/risk/substances/formaldehyde.

35. "Formaldehyde: Human Health Effects," Toxicology Data Network, National Library of Medicine, October 19, 2015, https://toxnet.nlm.nih.gov/cgi-bin/sis/search/a?dbs+hsdb:@term+@DOCNO+164.

36. *Phenol First Aid and PPE*, Laboratory Safety Program, Cornell University, October 7, 2010, https://sp.ehs.cornell.edu/lab-research-safety/Documents/Phenol_First_Aid_and_PPE.pdf.

37. *Facts About Benzene*, National Center for Environmental Health, Centers for Disease Control and Prevention, April 4, 2018, https://emergency.cdc.gov/agent/benzene/basics/facts.asp.

38. *Medical Management Guidelines for Toluene*, Agency for Toxic Substances and Disease Registry, October 21, 2014, https://www.atsdr.cdc.gov/MMG/MMG.asp?id=157&tid=29.

39. *Vinyl Chloride*, US Environmental Protection Agency, enero 2000, https://www.epa.gov/sites/production/files/2016-09/documents/vinyl-chloride.pdf.

40. IARC Working Group on the Evaluation of Carcinogenic Risk to Humans, "2. Cancer in Humans", in Polychlorinated Biphenyls and

Polybrominated Biphenyls (Lyon, France: International Agency for Research on Cancer, 2016), https://www.ncbi.nlm.nih.gov/books/NBK361687/.

CAPÍTULO 4
UN CUERPO LLENO DE TOXINAS

1. Ian Rowland et al., *"Gut Microbiota Functions: Metabolism of Nutrients and Other Food Components"*, European Journal of Nutrition 57, No. 1 (2018): 1–24, https://www.ncbi.nlm.nih.gov/pmc/articles/PMC5847071/.

2. James Lilley, *"Meet the Toxic Fungi Already Living Inside You"*, Medium, 26 de julio, 2018, https://medium.com/publishous/say-hello-to-the-toxic-fungi-already-living-inside-you-c79a7bda4eb7.

3. *"Acetaldehyde: Hazard Summary"*, US Environmental Protection Agency, enero 2000, https://www.epa.gov/sites/production/files/2016-09/documents/acetaldehyde.pdf.

4. *"Acetaldehyde: Frequently Asked Questions"*, Delaware Health and Social Services, enero 2015, https://dhss.delaware.gov/dhss/dph/files/acetaldehydefaq.pdf.

5. Pham-Huy, He, y Pham-Huy, "Free Radicals, Antioxidants in Disease and Health".

6. Pham-Huy, He, y Pham-Huy, "Free Radicals, Antioxidants in Disease and Health".

7. Pham-Huy, He, y Pham-Huy, "Free Radicals, Antioxidants in Disease and Health".

CAPÍTULO 5
LA SALUD DEL SISTEMA DIGESTIVO

1. Michael J. Martin, Sapna E. Thottathil, y Thomas B. Newman, *"Antibiotics Overuse in Animal Agriculture: A Call to Action for Health Care Providers"*, American Journal of Public Health 105, No. 12 (diciembre 2015), 2409–2410, https://www.ncbi.nlm.nih.gov/pmc/articles/PMC4638249/.

2.   *"The Central Role of the Gut"*, Danone Nutricia Research, consultado el 12 de septiembre, 2019, https://nutriciaresearch.com/gut-and-microbiology/the-central-role-of-the-gut/.

3.   Robynne Chutkan, *The Microbiome Solution: A Radical New Way to Heal Your Body from the Inside Out* (New York: Avery, 2015), 3.

4.   Chutkan, *The Microbiome Solution*, 94.

5.   Chutkan, *The Microbiome Solution*, 11–12.

6.   Paul Rabinowitz, *"Food Allergy vs. Food Sensitivity: What Is the Difference?"*, Consultor de alergia y asma, 8 de enero, 2017, https://www.allergyatlanta.com/food-allergy-vs-food-sensitivity-difference/.

7.   Rabinowitz, *"Food Allergy vs. Food Sensitivity"*; *"5 Most Common Food Allergies People Don't Know They Have"*, The Wellness Way, 29 de julio, 2019, https://thewellnessway.com/most-common-food-allergies.

8.   Qinghui Mu et al., *"Leaky Gut as a Danger Signal for Autoimmune Diseases"*, Frontiers in Immunology 8 (23 de mayo, 2017): 598, https://www.ncbi.nlm.nih.gov/pmc/articles/PMC5440529/.

9.   Don Colbert, *Let Food Be Your Medicine: Dietary Changes Proven to Prevent or Reverse Disease* (Franklin, TN: Worthy Books, 2016), xiii.

10. Steven R. Gundry, *The Plant Paradox: The Hidden Dangers in "Healthy" Foods That Cause Disease and Weight Gain* (New York: HarperCollins, 2017), 84.

11. Gundry, *The Plant Paradox*, 20.

12. Fasano y Flaherty, *Gluten Freedom*, 56–57.

13. Universidad de Gothenberg, *"Surface Area of the Digestive Tract Much Smaller Than Previously Thought"*, ScienceDaily, 23 de abril, 2014, https://www.sciencedaily.com/releases/2014/04/140423111505.htm.

14. Jill Carnahan, *"Zonulin: A Discovery That Changed the Way We View Inflammation, Autoimmune Disease and Cancer"*, Dr. Jill, 14 de julio, 2013, https://www.jillcarnahan.com/2013/07/14/zonulin-leaky-gut.

15. Fasano y Flaherty, *Gluten Freedom*, 54–55.

16. Chutkan, *The Microbiome Solution*, 168.

CAPÍTULO 6
EL CONTROL DE PORCIONES

1. Elizabeth Frazão, *"High Costs of Poor Eating Patterns in the United States"*, en America's Eating Habits: Changes and Consequences, Agricultural Information Bulletin No. 750 (Washington, DC: US Department of Agriculture, mayo 1999), 5, https://www.ers.usda. gov/webdocs/publications/42215/5856_aib750_1_.pdf?v=0.

2. Melonie Heron, *"Deaths: Leading Causes for 2016"*, National Vital Statistics Reports 67, No. 6 (26 de julio, 2018), 8, https://www.cdc. gov/nchs/data/nvsr/nvsr67/nvsr67_06.pdf.

3. Frazão, *"High Costs of Poor Eating Patterns in the United States"*, 5–6.

4. *"How Much Sugar Do You Eat? You May Be Surprised!"*, New Hampshire Department of Health and Human Services, agosto 2014, https://www.dhhs.nh.gov/dphs/nhp/documents/sugar.pdf.

5. Brad Bloom, *"Never Have a Heart Attack"*, CBN, consultado el 26 de septiembre, 2019, https://www1.cbn.com/700club/never-have-heart-attack; *"Gallstones"*, Mayo Clinic, 8 de agosto, 2019, https://www.mayoclinic.org/diseases-conditions/gallstones/symptoms-causes/syc-20354214.

6. Richard Weindruch, *"Calorie Restriction and Aging"*, Scientific American, 1 de diciembre, 2006, https://www.scientificamerican.com/article/calorie-restriction-and-aging/.

7. Roy Taylor, *"Calorie Restriction for Long-Term Remission of Type 2 Diabetes"*, Clinical Medicine (Londres, Inglaterra) 19, No. 1 (2019): 37–42, https://www.ncbi.nlm.nih.gov/pmc/articles/PMC6399621/; Jean Harvey-Berino, *"Calorie Restriction Is Far More Effective for Obesity Than Dietary Fat Restriction"*, Annals of Behavioral Medicine 21, No. 1 (marzo 1999): 35–39, https://link.springer.com/article/10.1007/BF02895031.

8. *"Dietary Guidelines and MyPlate"*, ChooseMyPlate.gov, US Department of Agriculture, 5 de septiembre, 2018, https://www.choosemyplate.gov/dietary-guidelines.

9. *"When It Comes to Protein, How Much Is Too Much?"*, Harvard Health, mayo 2018, https://www.health.harvard.edu/diet-and-weight-loss/when-it-comes-to-protein-how-much-is-too-much.

CAPÍTULO 7
EL PLAN DE DESINTOXICACIÓN

1. *"Nutritional Effects of Food Processing,"* SELF Nutrition Data, consultado el 27 de septiembre, 2019, https://nutritiondata.self.com/topics/processing.

2. Wendy Preisnitz, *"Ask Natural Life ... How Safe and Healthy Is Microwave Cooking?"*, Natural Life Magazine, consultado el 13 de septiembre, 2019, https://www.life.ca/naturallife/0506/microwave.htm.

3. Rollin McCraty, *"The Scientific Role of the Heart in Learning and Performance"*, HeartMath Research Center, Institute of HeartMath, Publication No. 02-030, 2003, 2, https://pdfs.semanticscholar.org/7ada/8446a73a64eca9973511a8408bc2107fc948.pdf.

4. McCraty, *"The Scientific Role of the Heart in Learning and Performance"*, 2.

5. Don Colbert, Emociones que matan (Nashville, TN: Editorial Betania, 2006).

6. Sarah Boseley, *"Poor Diet Is a Factor in One in Five Deaths, Global Disease Study Reveals"* The Guardian, 14 de septiembre, 2017, https://www.theguardian.com/society/2017/sep/14/poor-diet-is-a-factor-in-one-in-five-deaths-global-disease-study-reveals.

7. Jonathan Probber, *"These Tips Will Limit Cancer Risk When Grilling"* Chicago Tribune, 9 de junio, 1988, https://www.chicagotribune.com/news/ct-xpm-1988-06-09-8801060197-story.html.

8. *"State of American Drinking Water"*, Environmental Working Group, consultado el 27 de septiembre, 2019, https://www.ewg.org/tapwater/state-of-american-drinking-water.php.

9. *"How EPA Regulates Drinking Water Contaminants"*, Environmental Protection Agency, consultado el 27 de septiembre,

2019, https://www.epa.gov/dwregdev/how-epa-regulates-drinking-water-contaminants.

10. J. Scott Boone et al., *"Per- and Polyfluoroalkyl Substances in Source and Treated Drinking Waters of the United States"*. Science of the Total Environment 653 (25 de febrero, 2019): 359–369, https://www.sciencedirect.com/science/article/pii/S004896971834141X?via%3Dihub.

11. Don Colbert, *Los siete pilares de la salud* (Lake Mary, FL: Casa Creación, 2007).

12. Kenneth F. Ferraro, *"Firm Believers? Religion, Body Weight, and Well-Being"*, Review of Religious Research 39, No. 3 (marzo 1998): 224–244.

13. Marc Greene y Whitney Ertel, *"New Research Confirms Green Tea Supplement Provides the Best Antioxidant Protection"*, Newswise, 11 de septiembre, 1997, https://www.newswise.com/articles/new-research-confirms-green-tea-supplement-provides-best-antioxidant-protection.

14. Sarah C. Forester y Joshua D Lambert, *"The Role of Antioxidant Versus Pro-Oxidant Effects of Green Tea Polyphenols in Cancer Prevention"*, Molecular Nutrition and Food Research 55, No. 6 (2011): 844–854, https://www.ncbi.nlm.nih.gov/pmc/articles/PMC3679539/.

15. D. Pagliari et al., *"Gut Microbiota-Immune System Crosstalk and Pancreatic Disorders"* ,Mediators of Inflammation, Article ID 7946431, 2018, https://www.hindawi.com/journals/mi/2018/7946431/; *"SIBO and Food Sensitivities"*, SIBO Doctors, 2 de febrero, 2017, http://www.sibodoctors.ca/blog/2016/10/28/sibo-and-inflammation.

16. Audrey Gaskins et al., *"Effect of Daily Fiber Intake on Reproductive Function: The BioCycle Study"*, American Journal of Clinical Nutrition 90, No. 4 (2009): 1061–1069, https://www.ncbi.nlm.nih.gov/pmc/articles/PMC2744625/.

17. *"Fiber: Why It Matters More Than You Think"*, Experience Life, abril 2010, https://experiencelife.com/article/fiber-why-it-matters-more-than-you-think/.

18. Jill Seladi-Schulman, *"What's the Length of Your Small and Large Intestines?"*, Healthline, 18 de septiembre, 2019, https://www.healthline.com/health/digestive-health/how-long-are-your-intestines#large-intestines.

19. A. N. Panche, A. D. Diwan, y S. R. Chandra, *"Flavonoids: An Overview"*, Journal of Nutritional Science 5 (2016): e47, https://www.ncbi.nlm.nih.gov/pmc/articles/PMC5465813/.

20. Shan Teixeira, *"Bioflavonoids: Proanthocyanidins and Quercetin and Their Potential Roles in Treating Musculoskeletal Conditions"*, Journal of Orthopaedic & Sports Physical Therapy 32, No. 7 (julio 2002): 357–363, https://www.jospt.org/doi/pdf/10.2519/jospt.2002.32.7.357.

21. Campos, *"Leaky Gut: What Is It, and What Does It Mean for You?"*

22. Annette McDermott, *"What's the Connection Between Leaky Gut Syndrome and Psoriasis?"*, Healthline, 26 de marzo, 2018, https://www.healthline.com/health/leaky-gut-syndrome-psoriasis#leaky-gut-syndrome.

23. María C. Cenit, Yolanda Sanz, y Pilar Codoñer-Franch, *"Influence of Gut Microbiota on Neuropsychiatric Disorders"*, World Journal of Gastroenterology 23, No. 30 (14 de agosto, 2017): 5486–5498, https://www.ncbi.nlm.nih.gov/pmc/articles/PMC5558112/.

24. *"Milk Thistle"*, Penn State Hershey, 1 de enero, 2017, http://pennstatehershey.adam.com/content.aspx?productId=107&pid=33&gid=000266.

25. Luca Santi et al., *"Acute Liver Failure Caused by Amanita phalloides Poisoning"*, International Journal of Hepatology, Article ID 487480, 2012, https://www.hindawi.com/journals/ijh/2012/487480/.

26. James Meschino, *"Glutathione—The Body's Master Detoxifier and Antioxidant"*, PDF, consultado el 28 de septiembre, 2019, https://pdfs.semanticscholar.org/9c25/6eb317f1d5f15cb9f59daafafd8c713568c8.pdf.

27. *"Lifetime Risk of Developing or Dying from Cancer"*, American Cancer Society, 4 de enero, 2018, https://www.cancer.org/cancer/

cancer-basics/lifetime-probability-of-developing-or-dying-from-cancer.html.

CAPÍTULO 9
EL AYUNO INTERMITENTE

1. Intermountain Medical Center, *"Study Finds Routine Periodic Fasting Is Good for Your Health, and Your Heart"*, EurekAlert, America Association for the Advancement of Science, 3 de abril, 2011, https://www.eurekalert.org/pub_releases/2011-04/imc-sfr033111.php.

2. Maria Cohut, "Intermittent Fasting May Have 'Profound Health Benefits,'" Medical News Today, May 1, 2018, https://www.medicalnewstoday.com/articles/321690.php?iacp.

3. Radhika V. Seimon et al., *"Do Intermittent Diets Provide Physiological Benefits over Continuous Diets for Weight Loss? A Systematic Review of Clinical Trials"*, Molecular and Cellular Endocrinology 418, No. 2 (15 de diciembre, 2015): 153–172, https://www.sciencedirect.com/science/article/pii/S0303720715300800?via%3Dihub.

4. Chris Kresser, *"Intermittent Fasting: The Science Behind the Trend"*, Chris Kresser, 25 de marzo, 2019, https://chriskresser.com/intermittent-fasting-the-science-behind-the-trend/.

5. Kelsey Gabel et al., *"Effects of 8-Hour Time Restricted Feeding on Body Weight and Metabolic Disease Risk Factors in Obese Adults: A Pilot Study"*, Nutrition and Healthy Aging 4, No. 4 (15 de junio, 2018): 345–353, https://content.iospress.com/articles/nutrition-and-healthy-aging/nha170036.

6. Aaron Kandola, *"What Are the Benefits of Intermittent Fasting?"*, Medical News Today, 7 de noviembre, 2018, https://www.medicalnewstoday.com/articles/323605.php.

7. Joe Sugarman, *"Are There Any Proven Benefits to Fasting?"*, John Hopkins Health Review 3, No. 1 (Spring/Summer 2016), https://www.johnshopkinshealthreview.com/issues/spring-summer-2016/articles/are-there-any-proven-benefits-to-fasting.

8.   David Perlmutter, *"Benefits of Intermittent Fasting for Your Brain and Body"*, Dr. Perlmutter, 15 de noviembre, 2018, https://www.drperlmutter.com/benefits-of-intermittent-fasting/.

9.   Kresser, *"Intermittent Fasting: The Science Behind the Trend"*.

10.   Robert Krikorian et al., *"Dietary Ketosis Enhances Memory in Mild Cognitive Impairment"*, Neurobiology of Aging 33, No. 2 (2012): 425.e19–27, https://www.ncbi.nlm.nih.gov/pmc/articles/PMC3116949/.

11.   Kresser, *"Intermittent Fasting: The Science Behind the Trend"*; Mark P. Mattson et al., *"Intermittent Metabolic Switching, Neuroplasticity and Brain Health"*, Nature Reviews: Neuroscience 19, No. 2 (2018): 63–80, https://www.ncbi.nlm.nih.gov/pmc/articles/PMC5913738/.

12.   Kresser, *"Intermittent Fasting: The Science Behind the Trend"*.

13.   Emma Young, *"Fasting May Protect Against Disease: Some Say It May Even Be Good for the Brain"*, Washington Post, 31 de diciembre, 2012, https://www.washingtonpost.com/national/health-science/fasting-may-protect-against-disease-some-say-it-may-even-be-good-for-the-brain/2012/12/24/6e521ee8-3588-11e2-bb9b-288a310849ee_story.html?noredirect=on.

14.   Sugarman, *"Are There Any Proven Benefits to Fasting?"*

15.   Bronwen Martin, Mark P. Mattson, y Stuart Maudsley, *"Caloric Restriction and Intermittent Fasting: Two Potential Diets for Successful Brain Aging"*, Ageing Research Reviews 5, No. 3 (agosto 2006), 332–353, https://www.ncbi.nlm.nih.gov/pmc/articles/PMC2622429/.

16.   *"Risk Factors for Type 2 Diabetes"*, National Institute of Diabetes and Digestive and Kidney Diseases, noviembre 2016, https://www.niddk.nih.gov/health-information/diabetes/overview/risk-factors-type-2-diabetes.

17.   *"Obesity and Overweight"*, National Center for Health Statistics, Centers for Disease Control and Prevention, 13 de junio, 2016, https://www.cdc.gov/nchs/fastats/obesity-overweight.htm.

18.   *"The Cost of Diabetes"*, American Diabetes Association, consultado el 17 de septiembre, 2019, https://www.diabetes.org/resources/statistics/cost-diabetes.

19.   Colbert, *Let Food Be Your Medicine*, 136.

20.   Mattson, Longo, y Harvie, *"Impact of Intermittent Fasting on Health and Disease Processes"*.

21.   Kandola, *"What Are the Benefits of Intermittent Fasting?"*; Mattson, Longo, y Harvie, *"Impact of Intermittent Fasting on Health and Disease Processes"*.

22.   Elizabeth F. Sutton et al., *"Early Time-Restricted Feeding Improves Insulin Sensitivity, Blood Pressure, and Oxidative Stress Even without Weight Loss in Men with Prediabetes"*, Cell Metabolism 27, No. 6 (5 de junio, 2018): 1159–1160, https://www.sciencedirect.com/science/article/pii/S1550413118302535; Mattson, Longo, and Harvie, "Impact of Intermittent Fasting on Health and Disease Processes."

23.   Kandola, *"What Are the Benefits of Intermittent Fasting?"*

24.   Whittel, *"The 12 Important Benefits of Autophagy"*.

25.   Miroslava Cedikova et al., *"Mitochondria in White, Brown, and Beige Adipocytes"*, Stem Cells International (2016): 6067349, https://www.ncbi.nlm.nih.gov/pmc/articles/PMC4814709/.

26.   Whittel, *"The 12 Important Benefits of Autophagy"*.

27.   Daniele Lettieri-Barbato et al., *"Time-Controlled Fasting Prevents Aging-Like Mitochondrial Changes Induced by Persistent Dietary Fat Overload in Skeletal Muscle"*, PloS One 13, No. 5 (9 de mayo, 2018): e0195912, https://www.ncbi.nlm.nih.gov/pmc/articles/PMC5942780/.

APÉNDICE A
PRODUCTOS NUTRICIONALES RECOMENDADOS

1.   "ALCAT," Perkins Chiropractic Clinic, accesado el 17 de septiembre de 2019, https://www.perkinschiropractic.net/wp-content/uploads/2017/04/ALCAT_INFO_UPDATED.pdf.

APÉNDICE B
RECETAS PARA DESINTOXICAR

1.   Nikki Jong, "10 Healthy Reasons to Drink Coffee," One Medical, 12 de septiembre de 2017, https://www.onemedical.com/ blog/ newsworthy/10-healthy-reasons-to-drink-coffee-2/.

2.   J. Margot de Koning Gans, "Tea and Coffee Consumption and Cardiovascular Morbidity and Mortality," Arteriosclerosis, Thrombosis, and Vascular Biology 30, no. 8 (2010): 1665–1671, https://doi.org/10.1161/ATVBAHA.109.201939.

3.   Jong, "10 Healthy Reasons to Drink Coffee."

APÉNDICE C
ALIMENTOS RECOMENDADOS DURANTE EL AYUNO

1.   Gundry, *The Plant Paradox*, 201–203.